*Per mia moglie Suzanne,*
*che mi ispira ogni giorno.*

*Per mio fratello Alessandro,*
*che mi ha reso una persona migliore.*

*Per i miei genitori Ida e Flavio,*
*che hanno eretto i pilastri del mio tempio.*

# INDICE

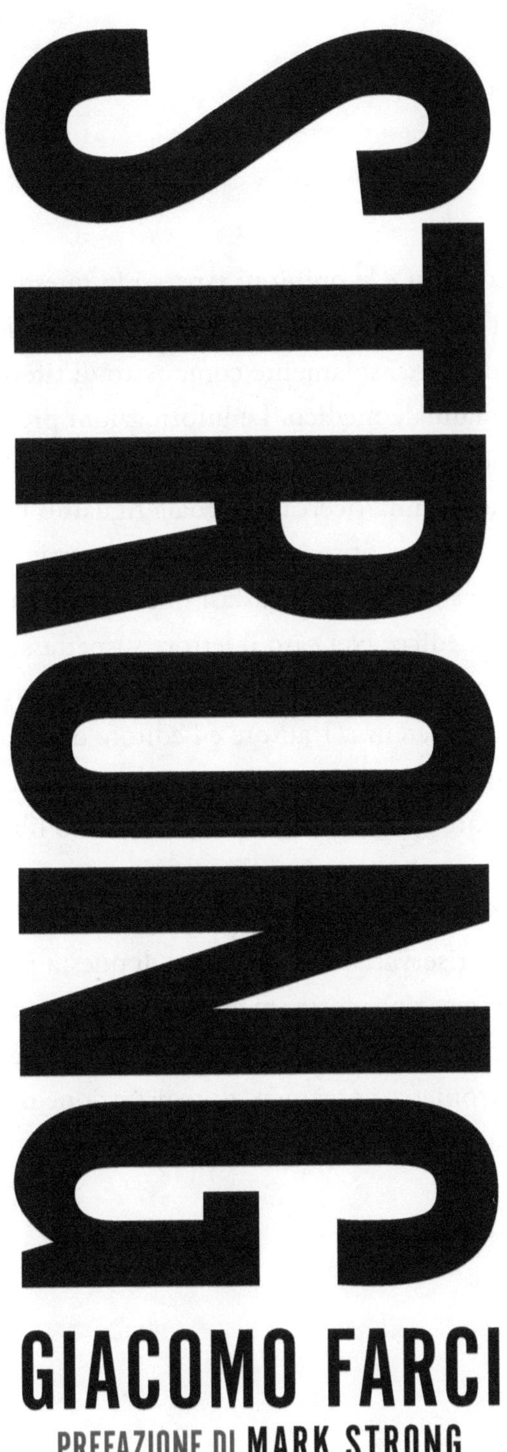

# STRONG

## GIACOMO FARCI

PREFAZIONE DI MARK STRONG

# PREFAZIONE DI MARK STRONG

Ho più di 55 anni e sono nel miglior stato fisico e mentale della mia vita. La maggior parte delle volte riesco a mangiare, allenarmi e riposare in modo da sostenere le mie energie quotidiane. Questo mi permette di essere non solo presente, ma anche di gioire del mio lavoro, della mia famiglia e dei miei amici.

Ma non è stato sempre così, e, anzi, in realtà, per diversi anni, non ero così in forma come avrei voluto. Questo nonostante le varie schede di allenamento e diete che ho provato a seguire.

Nonostante mi sia sempre piaciuto allenarmi e sudare, certe volte solo il pensiero di andare in palestra o a correre, lo sentivo come una forzatura. E, in certe occasioni, avrei ceduto di fronte ad un pasto pieno di zuccheri, nonostante ci fossero opzioni migliori a disposizione.

Quindi non solo mi trovavo demotivato e *mentalmente impossibilitato* ad andare a correre, ma spesso aggravavo la situazione mangiando o bevendo qualcosa di non salutare. In quei momenti, mi sentivo in qualche modo *ostacolato* dal mio stesso stile di vita così pieno di eventi, viaggi, impegni e responsabilità.

Nonostante sia sempre stato molto determinato nella mia

vita professionale, per ragioni oscure che mi sfuggivano, mi risultava difficile mantenere la stessa determinazione con i miei allenamenti e la mia dieta. Per quanto ci mettessi ancora più impegno e forza di volontà, il più delle volte non funzionava. E quelle poche volte che funzionò e ottenni risultati, poi questi ultimi non durarono a lungo.

Avevo 47 anni quando un produttore mi presentò Giacomo Farci, per prepararmi per un film d'azione per il quale dovevo non solo *apparire* in forma, ma *dovevo veramente esserlo* per arrampicarmi sui muri, combattere corpo a corpo e allontanarmi velocemente da esplosioni vere.

Mi era stato detto che Giacomo non era "il tipico personal trainer", e ricordo quanto fossi nervoso prima di incontrarlo soprattutto perché sapevo che era una cintura nera di kick-boxing, che aveva competuto a livello nazionale e internazionale, e che continuava ad allenarsi duramente.

Mi aspettavo un allenamento intenso, abbinato con dieta ferrea e frasi motivazionali, così come avevano fatto altri allenatori ai quali venni assegnato in precedenza per altri film.

Giacomo, al contrario, fin dal nostro primo incontro, mi disse che il suo sistema non era focalizzato su allenamento e dieta. Mi disse che la corretta tecnica per lo squat, gli stacchi da terra, le distensioni su panca e le trazioni alla sbarra non erano "scienza aerospaziale", che ogni buon allenatore avrebbe potuto insegnarmi ad eseguirli correttamente con un po' di pratica. E aggiunse che la maggior parte dei sistemi, come digiuno intermittente o varie diete, funzionano tutti a seconda dell'obiettivo.

Giacomo mi disse che il suo sistema si focalizzava anche su

aspetti psicologici e motivazionali. Per questo mi chiese come erano strutturate le mie giornate e le mie settimane, quali erano le dinamiche e gli aspetti del mio lavoro e della mia vita familiare. E, cosa ancora più interessante, Giacomo voleva sapere come reagissi ad eventi sociali durante i quali ci si aspettava che io bevessi e mangiassi quello che veniva servito.

Mi chiese come mi motivassi a prepararmi per uscire di casa e andare in palestra, e allenarmi con la giusta concentrazione. Era interessato al modo in cui io cercassi di resistere di fronte ad un vassoio di dolci, o relativamente a come provassi ad evitare di bere troppo ad eventi mondani. Queste erano solo alcune delle sue domande tra le tante.

Capii in fretta che Giacomo non era un "venditore di frullati proteici". Parlammo di che effetto avessero i miei stati d'animo sul desiderio di mangiare qualcosa di dolce, della qualità del mio dormire e di come i miei livelli di energia fluttuassero durante il giorno.

Da quel nostro primo incontro con Giac, e grazie agli allenamenti insieme, raggiunsi un'ottima forma fisica e mentale per il film. E ancora adesso, dopo diversi anni, rimango in quella forma senza tanta fatica. Con l'uso delle giuste strategie riesco a rimanere non solo ragionevolmente magro e atletico, ma la mia salute è migliorata. Per esempio adesso raramente prendo uno di quei raffreddori fastidiosi che in passato erano molto più frequenti. La qualità del dormire potrebbe migliorare, ma ci sto lavorando seguendo i consigli di Giac.

Spesso amici e colleghi mi chiedono come riesca a rimanere in forma *nonostante* il mio stile di vita ricco di impegni, ma la realtà è che voglio essere in forma per *sostenere* il mio stile di vita. Il modo in cui mangio, mi alleno e mi riposo, è focalizzato a supportare il mio lavoro, la mia famiglia e la mia vita sociale.

E da qui è nata l'idea di questo libro. Abbiamo pensato che sarebbe stato utile scrivere e condividere ciò che Giacomo fa ogni giorno con i suoi clienti.

Continua a leggere e scoprirai quali strategie e strumenti potrai usare anche tu per aumentare le possibilità di centrare i tuoi obiettivi riguardo un migliore stato di forma, per supportare la tua carriera, famiglia e vita sociale.

Per te questo può essere un nuovo inizio.

*Mark Strong*

# INTRODUZIONE

L'obiettivo di questo libro è quello di aiutarti a migliorare la tua dieta, ed essere più costante con il tuo programma di allenamento, tutto questo cercando di usare il meno possibile preziose risorse, come tempo e forza di volontà. E senza compromettere il tuo stile di vita. Se implementerai nella tua vita quotidiana anche solo una strategia per capitolo, passo dopo passo, noterai immediatamente un cambiamento positivo.

Ma fai attenzione, questo non è un altro libro sulla miglior dieta e sul miglior tipo di allenamento. C'è già tanto materiale informativo a disposizione: validi libri e applicazioni per smartphones, canali televisivi e siti internet sul fitness, buone palestre e centri sportivi, ottimi istruttori di fitness, personal trainers e nutrizionisti.

Questo libro si cura di altri aspetti. Per esempio le varie ragioni per cui anche coloro che sanno come allenarsi e mangiare correttamente, il più delle volte non si sentono di farlo e spesso non lo fanno. Come possiamo ridurre quelle situazioni in cui mangiamo troppo e beviamo più alcolici di quanto vorremmo e dovremmo? Come possiamo evitare che il nostro già scarso tempo a disposizione per allenarci non vada completamente sprecato a causa di un calo di motivazione?

Quindi l'obiettivo di questo libro è quello di aiutarti a migliorare la tua dieta ed essere più costante con il tuo programma di allenamento, usando la tua forza di volontà e il tuo tempo in maniera più efficiente. Ma prima di proseguire è necessario fare due chiarimenti.

Con 'dieta' mi riferisco al significato originale dal greco antico *diaita*, che vuol dire 'modo di vivere'. Qualsiasi cosa mangi, per scelta o esigenza, è la tua dieta. E la tua dieta può essere più o meno rigida. Forse stai contando il numero delle calorie, e/o tenendo sotto controllo le percentuali dei macronutrienti (proteine, carboidrati, grassi) e dei micronutrienti (vitamine, minerali). O forse stai usando linee guida generali come evitare cibi processati, zuccheri raffinati etc. Insomma, qualsiasi cosa stai mangiando è la tua dieta, e questa determina il modo in cui ti *senti* e *funzioni* mentre cerchi di sostenere il tuo stile di vita.

Con programma di allenamenti intendo non solo ogni allenamento in palestra (sollevamento pesi, spinning etc.) ma anche ogni attività fisica che fai con amici (calcetto, tennis, golf etc.) o da solo (arrampicata, nuoto, uscita in bicicletta etc). In poche parole, mi riferisco ad ogni attività che richiede un livello decente di impegno fisico. E questa attività deve anche essere riservata nella tua agenda, che è piena di altri impegni, e che quindi non vuoi perdere.

Adesso fammi condividere con te le strategie e gli strumenti che ho sviluppato in più di vent'anni di esperienza lavorando insieme a vari top performers, per aiutarli ad essere più efficaci con la loro dieta e ad essere più costanti con il loro programma di allenamento. Queste strategie e strumenti sono fondamentali per ogni persona che voglia sostenere *con successo* uno stile di vita pieno di impegni tra carriera, famiglia e vita sociale.

Incominciamo.


*Giacomo*

# 1

# SPAZIO MENTALE

Esattamente come un computer che esegue i suoi programmi su uno spazio di memoria specifico, il nostro cervello esegue i suoi processi di analisi e soluzione dei problemi su una rete di strutture fisiche che qui per semplicità chiamerò Spazio Mentale.

**● La quantità di Spazio Mentale che riusciremo a mantenere libero durante una giornata piena di impegni determinerà la nostra capacità di tenere sotto controllo il programma di allenamenti e la dieta.**

Analizzando più di un decennio di dati dalle mie agende di lavoro, vedo che le spiegazioni più frequenti che i miei clienti mi hanno dato per cancellare le loro sessioni di personal training erano:

**34% – Problemi di lavoro** dell'ultimo minuto.

Le ragioni più comuni erano: <<Sono bloccato in una riunione>>, o <<Devo risolvere un problema, ti chiamo dopo>>.

**30% – Spazio mentale** sovraffollato.

Alcuni esempi di messaggi e emails:

▶ Sessione prenotata per le 12.30. Messaggio alle 11.30: <<Scusa Giac, ma oggi non ce la faccio, giornata di lavoro complicata. *Non sono nel giusto stato d'animo* per allenarmi. Perdonami>>.

▶ Sessione prenotata per le 19. Messaggio alle 18.30: <<Giac, ho avuto veramente una brutta giornata, vado a casa. Scusa, ma *non ci sono con la testa>>.*

**26%** – Sentirsi stanco per **disturbi del sonno**.

**7%** – Postumi da **sbornia**. Per la maggior parte delle volte causata da eventi di lavoro e sociali.

**3% – Altro**. Per esempio: andare a prendere i figli a scuola prima del previsto; dover gestire la salute precaria di uno dei nonni; avere problemi di trasporto con auto/bus/treno.

Dalla analisi di questi dati risulta chiaro che, a parte per il non avere abbastanza tempo a disposizione, avere uno spazio mentale sovraffollato è il secondo ostacolo più comune da affrontare quando si vuole rimanere costanti con il proprio programma di allenamento.

● **Uno Spazio Mentale sovraffollato può rendere inutile il poco, e quindi prezioso, tempo a disposizione.**

La maggior parte delle volte, quando chiesi a quei clienti che cancellarono la loro sessione di allenamento come conseguenza del sovraffollamento dello spazio mentale, se nelle ore successive la cancellazione avessero almeno mangiato in maniera sana, la risposta più frequente era: <<No, non l'ho fatto. Avrei dovuto e potuto, ma non l'ho fatto. Non so il perché. Anzi, al contrario, ho mangiato pasta/pizza/patatine>>.

Vedremo di seguito come la quantità di spazio mentale che riusciamo a tenere libero durante la giornata determina non solo il livello della nostra creatività, ispirazione e capacità di connessione con le persone rilevanti della nostra vita (colleghi, clienti, familiari, amici), ma determina anche la nostra costanza con il programma di allenamenti e con la dieta.

## La ragione per cui abbiamo bisogno di spazio mentale libero

La maggior parte dei lavori moderni richiedono più capacità mentale che impegno fisico. E, in aggiunta al lavoro, anche la famiglia e la vita sociale richiedono al nostro cervello di gestire tante situazioni come, ad esempio, dare priorità, risolvere problemi, controllare crisi, identificare opportunità, generare nuove idee, rimanere ispirati e comunicare con efficacia con i nostri colleghi, i nostri clienti e i nostri cari.

Durante una giornata così frenetica, dove ci dobbiamo dividere tra impegni di lavoro, famiglia e vita sociale, abbiamo bisogno di uno spazio mentale per processare le informazioni e gestire tutto con efficacia. Quando riusciamo a tenere lo spazio mentale libero, ogni problema ha una soluzione e ci sentiamo in controllo e motivati.

Ma qualsiasi computer, non importa quanto potente, che esegua allo stesso tempo troppi programmi in quello spazio specifico di memoria, si avvicinerebbe pericolosamente verso uno *stato di capacità massima*. In quel caso il sistema comincerebbe a rallentare e a perdere in prestazione.

Nel caso questa capacità massima fosse raggiunta, e il computer non riuscisse a chiudere alcuni programmi per liberare memoria, l'intero sistema finirebbe per arrestarsi. E dunque avrebbe bisogno di essere riavviato.

Il nostro cervello funziona allo stesso modo e, quando il nostro spazio mentale diventa sovraffollato, tutti i processi mentali rallentano e ci vuole più tempo per risolvere anche il più piccolo problema. Per esempio, ti è mai capitato di lavorare da diverse ore ad un progetto come un accordo finanziario, una tesi, un copione di un film o una canzone, senza sentirti né produttivo né creativo? Arrivando ad un punto in cui sei sovraccarico da troppi pensieri e in qualche modo oppresso da troppe variabili e multiple soluzioni, in quei momenti ci vuole veramente un attimo a sentirsi disconnesso dal progetto a cui si stava lavorando.

Ma nel caso tu decidessi di prendere una pausa, cambiare scenario e andare a fare una passeggiata, in pochi minuti tutto apparirebbe sotto una nuova prospettiva. Ti troveresti con nuove idee e soluzioni originate da non si sa dove, ma che in realtà sono state generate nello spazio mentale liberatosi durante la passeggiata attraverso un nuovo scenario.

In quei momenti ci si sente di nuovo in controllo, completamente presenti, di nuovo ispirati e pronti per tornare a lavorare al progetto con nuove risorse ed energie.

Ma, ovviamente, la vita non è sempre così semplice.

Quando c'è troppo da gestire, con improvvisi problemi al lavoro e crisi di famiglia dell'ultimo momento, i quali si aggiungono ad una giornata già piena di impegni, è facile sentirsi sopraffatti e incapaci di concentrarsi, con la conseguente diminuzione della capacità di analisi e quindi di dare la giusta priorità alle tante decisioni.

Ci blocchiamo e immediatamente pensiamo che non abbiamo abbastanza tempo per completare tutte le incombenze, i compiti e le commissioni. Ci convinciamo che la nostra vita non solo è troppo frenetica, ma anche che non ne abbiamo alcun *controllo*.

E nel disperato, e vano, tentativo di riprendere controllo, spesso prendiamo *decisioni strane*. Decisioni che vanno contro il nostro piano generale e che quindi ci fanno sprecare il poco tempo a disposizione. Questo fenomeno si manifesta specialmente in due modi: con il procrastinare e con il ricercare comfort nel consumo di cibo e bevande dolci e/o alcoliche.

## Reazione 1: Il procrastinare

Procrastinare vuol dire evitare di fare ciò che si dovrebbe fare; e invece si fa qualcosa che non è *immediatamente importante*. Quindi procrastiniamo ogni volta che decidiamo di fare un qualcosa che non è una priorità rispetto a qualcos'altro.

L'effetto finale del procrastinare è lo spreco del prezioso poco tempo a disposizione e quindi il perdere opportunità. E quando perdiamo tempo e opportunità, non solo non ci avviciniamo ai nostri obiettivi, ma ce ne allontaniamo.

Per esempio, nella nostra agenda abbiamo riservato uno

spazio all'ora di pranzo per andare a correre. Invece, quando quel momento arriva, decidiamo di guardare qualche video di sport su YouTube o qualche post divertente sui social network, e ci convinciamo che lo faremo per *soli 2 minuti*. Ma un attimo dopo realizziamo che *sono passati 30 minuti*, e che l'unico tempo disponibile per andare a correre è perduto.

O, un altro esempio, quando dopo un difficile giorno al lavoro, invece di andare in palestra come avevamo pianificato, decidiamo di andare a casa perché ne *abbiamo avuto troppo* e abbiamo bisogno di rilassarci per qualche minuto. Per poi pentirci di quella decisione non appena ci siamo seduti sul divano.

Nelle due situazioni sopraccitate, ci ritroviamo non solo infastiditi dalla nostra mancanza di disciplina, ma anche sorpresi dalle nostre decisioni.

In tutte e due le situazioni cerchiamo di *riprendere controllo* della nostra vita, ma invece finiamo con il procrastinare, col risultato finale di sentirci *meno in controllo di prima*.

Il procrastinare ha più probabilità di influenzare il programma di allenamento rispetto agli impegni di lavoro e di famiglia. Questo perché abbiamo sia un capo a cui rendere conto, sia dei familiari che dipendono da noi. Mentre con il programma di allenamento, nonostante abbiamo totale potere decisionale, siamo lasciati completamente da soli con le nostre decisioni.

Con il programma di allenamento siamo i capitani di noi stessi e quindi diventa molto più difficile da gestire, soprattutto quando allenarsi viene percepito come un lavoro forzato (e non retribuito), invece di uno svago volontario.

Quando ci sentiamo sovraccarichi e vogliamo *riprendere*

*controllo*, siamo più inclini a cancellare sessioni di allenamento per ritagliare tempo libero per noi stessi, invece di rinviare una riunione di lavoro o perdere un evento familiare o sociale.

Le sessioni di allenamento, quindi, *perdono priorità*: vengono dunque vengono ridimensionate più facilmente rispetto agli impegni di lavoro e di famiglia.

## Reazione 2: Il desiderare cibo e bevande comfort

Quando sentiamo che la settimana è troppo complicata, in qualche modo travolgente, e ci sentiamo sopraffatti, spesso decidiamo di *ricompensarci* con comfort food. È come *un premio che abbiamo meritato*, un premio che spesso è un pasto pieno di zuccheri, farine raffinate e grassi idrogenati. In quelle situazioni non ho mai visto qualcuno ricompensarsi con una bistecca e broccoli.

Per esempio, sono le 3 del pomeriggio, siamo seduti mentre facciamo un qualcosa di noioso e ripetitivo e così ad un certo punto sentiamo di aver bisogno di una pausa e di mangiare qualcosa. Nonostante ci sia una mela e un pacchetto di noccioline a disposizione, decidiamo di andare al bar più vicino per mangiare un croissant pieno di zucchero. Prima ci diciamo "Sto avendo una giornata pesante" e poi ci convinciamo con "Mi merito un premio". E così mangiamo, per poi pentircene immediatamente dopo, provando rammarico e delusione perché abbiamo mangiato qualcosa che non avremmo dovuto.

Altre volte, nonostante avessimo pianificato di andare a casa per mangiare una cena salutare e non bere alcool, ci troviamo a fare *scelte strane* in compagnia di colleghi, relative al mangiare e al bere, di cui regolarmente ci pentiremo la mattina dopo.

Le due reazioni descritte in precedenza, il procrastinare e il desiderare cibo e bevande comfort, originano da quei momenti durante i quali l'unica cosa che desideriamo è fermarci per prenderci una pausa da tutto, e ricompensarci in qualche modo. Quelli sono i momenti che dobbiamo evitare se vogliamo tenere costanza col programma di allenamenti e con qualsiasi dieta decidiamo di seguire.

La quantità di spazio mentale che riusciamo a tenere disponibile durante una giornata piena di impegni determina la nostra capacità di tenere il controllo sui nostri allenamenti e pasti. Quando il nostro spazio mentale è sovraffollato con troppa roba che non dovrebbe stare là dentro, ci sentiamo mentalmente sovraccarichi, pertanto pensare normalmente e rimanere lucidi diventa incredibilmente difficile.

Soffriamo nel trovare soluzioni ai problemi più piccoli e qualsiasi cosa da fare diventa un compito spiacevole. Non ci sentiamo né creativi né ispirati. Non riusciamo a vivere nel momento presente e quindi a concentrarci nel qui e ora. Il desiderio, la motivazione, l'ispirazione e la gioia di fare qualsiasi attività fisica svaniscono lentamente e spesso cerchiamo la gratificazione immediata sotto forma di qualcosa di dolce (come croissant e biscotti) o salato (patatine) da mangiare.

Quando ci sentiamo sovraccarichi, l'ultima cosa che ci sentiamo di fare è incominciare il riscaldamento, fare lo stretching, sudare. Cerchiamo di evitare di allenarci e, se anche riuscissimo ad incominciare l'allenamento, continueremo a scuotere la testa durante l'allenamento e a pensare *"Dovrei stare a fare qual-*

*cos'altro, non voglio allenarmi, non voglio essere qui".*

Questo non succede solo con l'attività fisica, ma con qualsiasi cosa che normalmente proviamo gioia nel fare. Per esempio, anche nel caso ci piacesse cucinare, durante quei momenti in cui ci sentiamo mentalmente sovraccarichi solo il pensare di mettere alcuni ingredienti insieme in una padella lo percepiamo come un compito spiacevole e noioso.

Lo stesso capita quando dobbiamo selezionare il miglior cibo a disposizione nel momento in cui siamo fuori casa durante una sosta in autostrada o mentre aspettiamo il prossimo volo in aeroporto. Perché quando siamo mentalmente stanchi ed emotivamente deboli siamo più propensi a scegliere cibo comfort per avere una gratificazione istantanea.

**● Durante quei momenti di confusione siamo più inclini a far perdere priorità al nostro programma di allenamento e a compromettere la nostra dieta.**

Qualcuno dirà che funziona al contrario per loro. Che quando sono stressati, vanno ad allenarsi e si sentono meglio. Sicuramente possiamo andare a correre quando siamo annoiati, possiamo sollevare pesi quando siamo arrabbiati, possiamo colpire il sacco da boxe quando siamo demoralizzati ed eventualmente potremmo anche sentirci meglio dopo. Ma sarebbe veramente difficile farlo in quelle situazioni dove ci sentiamo sovraccarichi per davvero. Quando ci ritroviamo a scuotere la testa e pensare *"Sono troppo occupato per fare questo, non dovrei essere qui. La mia vita è troppo complicata, non ho tempo per niente".*

## Come liberare spazio mentale

STRONG è basato su esperienze fatte in più di 20 anni di lavoro durante i quali ho fatto consulenza dal punto di vista dell'allenamento, della nutrizione e della qualità del dormire a professionisti tra i migliori al mondo nel loro campo di lavoro e interesse.

Ho imparato qualcosa da ogni cliente, sia in palestra, dove ho eseguito ad oggi più di 20,000 sessioni di allenamento, sia fuori dalla palestra, dove ho passato tempo non solo con loro, ma anche con famiglie e amici partecipando ad eventi di lavoro e mondani.

Ho notato che i miei clienti, nonostante lavorino in diversi campi, come finanza e intrattenimento, usano strumenti e strategie simili per tenere disponibile dello spazio mentale durante la giornata. Queste sono persone altamente produttive, maestri nel pianificare e riconoscere le giuste priorità, che riescono a tenersi in salute nonostante i vari impegni giornalieri e crisi dell'ultimo minuto. Tutti loro usano tattiche specifiche per riuscire a tenere dello spazio mentale libero ed evitare così di raggiungere quello stato di sovraccarico mentale che porterebbe a prendere decisioni sbagliate.

## 1) Tieni lo spazio mentale sgombro e in ordine

Judy, 41 anni, consigliere delegato, crede che *la sua mente non dovrebbe essere né il suo ufficio, né la sua agenda, né il suo calendario.*

Tutto quanto concerne liste di cose da fare, bollette da pagare, appuntamenti, date per i viaggi di lavoro, date per le vacanze con la famiglia, idee e progetti per il business, è equiparabile ai post-it su una lavagna. La lavagna è la mente, e ogni post-it occupa spazio.

Come apparirebbe una lavagna strapiena di post-it? Apparirebbe disordinata e confondente. Allo stesso modo, più è disordinato lo spazio mentale e più sarà alta la probabilità di dimenticare cose importanti, perdere opportunità, non rispettare scadenze e creare inutili problemi. Ed in più, quando troppe informazioni sono tenute a mente, il cervello sa che c'è un alto rischio di dimenticare, e così non si rilassa mai. Si rischia così di sentirsi sempre tesi e incapaci di rilassarsi.

Il sistema usato da Judy mira a mettere fuori dalla mente ogni 'cosa-da-fare', ogni azione e ogni idea che non ha senso tenere nella memoria a breve termine. Questo perché tenere informazioni nella memoria a breve termine ha un costo in termini di energia e stress. Quindi Judy cerca di tenere tutte queste informazioni in posti che poi si potranno facilmente consultare ogni volta che servirà. Per esempio nello smartphone, nel computer portatile, nell'agenda elettronica o cartacea, nelle lavagne in ufficio e a casa. Le varie informazioni sono normalmente divise in liste; le più comuni sono: **liste di cose da fare urgenti, liste di progetti a breve termine e liste di progetti a lungo termine.** Il fatto di tenere queste liste di date, azioni, compiti, commissioni e progetti fuori dalla mente, sapendo che può visionarle ogni volta che lo si desidera, non solo crea più controllo ed efficacia su ogni singola azione, ma anche più tranquillità.

Il fatto che Judy non tenga quelle informazioni nella sua mente diminuisce il costo energetico necessario per tenerle in memoria, energia che potrà essere usata per altre importanti azioni durante una giornata ricca di impegni. Questo sistema è usato da tutte quelle persone che sono molto impegnate tra carriera, famiglia e vita sociale, ma che riescono, tuttavia, anche a mantenere un alto livello di produttività ed efficacia.

Un altro sistema cruciale usato da top performers come Antonie, 44 anni, amministratore delegato, è quello di usare l'agenda **elettronica** per tutti gli appuntamenti quali: eventi di lavoro e sociali, viaggi, vacanze e anche sessioni di allenamento. Nella sua agenda sono sempre fissati due allenamenti alla settimana con me, stessi giorni alla stessa ora, per tutto l'anno. In questo modo, Antonie non solo dà al suo programma di allenamento la giusta priorità, ma in più elimina conflitti tra eventi e in questo modo ha più probabilità di avere tempo a disposizione per se stesso e la sua famiglia.

Il sistema di Antonie può essere sintetizzato con due frasi chiave. La prima è: *"Se non gestisci la tua agenda di persona, qualcun altro lo farà per te"*. E la seconda è: *"Ciò che non è fissato nella tua agenda è molto probabile che non accada"*.

Top performers come Antonie tendono a fissare tutti i loro allenamenti nella loro agenda con almeno una settimana di anticipo. Questo metodo mette chiarezza e incrementa certezza sul programma di allenamenti della settimana, dando un senso di controllo e slancio che sono determinanti nel riuscire a fare scelte corrette con i pasti. Ecco come Antonie riesce a tenersi fit nonostante uno stile di vita pieno di impegni.

Dal momento che i lavori moderni richiedono l'uso quasi costante di apparecchi elettronici, durante la giornata Judy e Antonie cercano anche di creare dei momenti, seppur brevi, durante i quali si *disintossicano* da essi.

Per esempio, un sistema per tenere al minimo **distrazioni da apparecchi elettronici**, incrementando la concentrazione, è quello di lasciare lo smartphone nell'armadietto della palestra.

## 2) Tieni l'ambiente circostante sgombro e in ordine

Lee, 38 anni, produttore cinematografico, crede che *tenere l'ambiente che lo circonda ordinato e organizzato* sia fondamentale per *tenere la mente lucida* e rendere al meglio.

Non c'è dubbio che quando l'ambiente circostante sia disordinato, disorganizzato e distraente, la nostra mente incominci ad essere disordinata, disorganizzata e distratta. Quando tutto intorno è ben organizzato e funzionale, è più facile sentirsi più creativi e ispirati. Questo perché il disordine genera pensieri extra e non necessari che bombardano la mente in modo eccessivo, costringendo il cervello a lavorare di più per filtrare queste intrusioni.

Il disordine segnala al cervello che c'è qualcos'altro che deve essere risolto e questo è mentalmente stancante. Quindi c'è una profonda connessione tra lo spazio intorno a noi e il modo in cui pensiamo e ci sentiamo. Se la scrivania al lavoro è disordinata, risulta difficile rimanere concentrati sullo schermo di fronte a noi. È sicuramente più difficile e demotivante cucinare in una cucina disorganizzata, come è più faticoso allenarsi in una palestra dove manubri e dischi sono sparsi ovunque per la sala.

Un ambiente disordinato ha più probabilità di rallentarci fisicamente e farci perdere tempo mentre cerchiamo di sbrigare tutti gli impegni. Il disordine ci rallenta anche mentalmente perché occupa molto spazio mentale, aumentando la probabilità di sentirsi sovraccarichi, infastiditi e dissuasi.

Non sorprende che i componenti dei Navy Seals, dei Royal Marines e delle Forze Speciali Italiane, individui notoriamente tenaci e organizzati, dicono che *"Il tuo armadietto è la tua mente"*.

Lee applica questo concetto non solo al lavoro, dove si rende sicuro che il set del film sia ordinato e organizzato, ma anche a tutto il resto degli ambienti che lo circondano. Nella sua cucina, le credenze e i cassetti sono liberi da tutti quei cibi che vorrebbe evitare di mangiare. E le mensole e tutte le superfici sono organizzate in maniera tale che preparare la colazione la mattina presto, cosi come cucinare la sera tardi, sia più facile, anziché essere più complicato.

Individui pieni di impegni come Lee cercano di tenere l'ambiente in cui spendono tempo ordinato e funzionale, che sia il loro ufficio, la loro casa, il loro garage o la loro auto. Ciò che ho osservato negli anni è che c'è una stretta correlazione tra essere fit e avere un ambiente circostante in ordine, e sicuramente questa non è una coincidenza.

* * *

Questo è quello che i migliori performers nei loro campi di lavoro fanno per tenere spazio mentale libero e disponibile, perché sanno che questo è un fattore determinante per riuscire a completare tutto ciò che è importante durante una giornata piena di impegni. Inclusi trovare energie e motivazione per l'attività fisica e il mangiare correttamente.

Certo, le dinamiche della vita complicano ulteriormente la giornata. In aggiunta a decine di impegni di lavoro, di famiglia e di vita sociale, altre crisi non previste e problemi dell'ultimo minuto sfidano e fanno vacillare la nostra capacità di discernere tra le tante decisioni da prendere e azioni da fare. Durante quei momenti il nostro spazio mentale rischia di diventare sovraffollato, facendoci sentire non in controllo del nostro tempo e bisognosi di una pausa da tutto. E quando prendiamo una pausa, aumenta così la probabilità di procrastinare, con il rischio che il programma di allenamenti perda priorità e che la dieta vada rovinata dal consumo di cibi e bevande comfort. È durante quei momenti che la nostra capacità di restare mentalmente ed emotivamente forti (strong) è disturbata, con il rischio di vacillare e perdere il ritmo per giorni — se non settimane.

Qui di seguito troverai delle strategie che ti aiuteranno nel tenere costanza con il fitness e la dieta, senza compromettere il tuo stile di vita.

## STRATEGIE STRONG

### Tieni la tua mente in ordine.

▶ **Usa liste di cose da fare a breve-termine e lungo-termine.**
Metti tutte le date, le informazioni, i progetti, le idee e le scadenze in dispositivi (smartphone, portatile, diario o

calendario elettronico o cartaceo, etc.) che si possano facilmente consultare ogni volta che ti serve.

▶ **Tieni un diario di pensieri mattutini.** Ogni mattina scrivi 15 righe di qualsiasi pensiero tu abbia. Fai questo senza un particolare obiettivo, se non quello di liberare spazio nella tua mente. Il diario di pensieri mattutini è un ottimo strumento per liberare spazio mentale fin dalle prime ore della giornata, andando a ridurre stress e ansia fin da presto, e avendo così più risorse cognitive a disposizione per le varie decisioni che ti aspettano.

▶ **Evita il multitasking.** L'avere molteplici compiti e impegni, che si sovrappongono e competono, è ormai la norma della vita moderna. Quando il multitasking, che è il cercare di fare più cose allo stesso tempo, è eccessivo, allora è più facile che lo spazio mentale vada in sovraffollamento, compromettendo così la capacità di concentrazione, l'efficienza e la produttività. La soluzione è il single-task, che è il concentrarsi il più possibile su una singola azione alla volta. Scrivi una lista realistica di cose che vuoi completare e ottenere durante il giorno. Una volta che la lista è scritta, incomincia con il completare l'azione più importante in cima e durante la giornata continua la tua strada dall'alto verso il basso. Completa una azione alla volta, inclusi il tuo allenamento e i tuoi pasti.

▶ **Prendi una pausa dalla tecnologia.** Il cervello ha bisogno di riposo per ricaricarsi e rendere con più efficacia. Metti un limite alla quantità di tempo che dedichi al controllare le email e i social media. Metti da parte il telefono e il portatile e fai qualcosa che ti fa sentire bene, che sia un breve sonnellino, una corsa, o una passeggiata al parco.

## Fai in modo che l'ambiente circostante sia di supporto, non di ostacolo.

▶ **Elimina e riorganizza.** Elimina tutto ciò che non è essenziale dalla tua scrivania al lavoro, dalla tua cucina, dallo studio e dal garage. Assegna un posto specifico per ogni oggetto che decidi di tenere e rimettilo a posto dopo che lo usi.

▶ **Elimina tutti quei cibi che non fanno parte della dieta che stai seguendo.** Tieni liberi i cassetti, le mensole, le credenze da tutti quei cibi che stai cercando di non mangiare.

## Tieni sotto controllo la tua agenda.

▶ **Fissa i tuoi allenamenti nell'agenda con una settimana di anticipo.** Questo non solo aumenta chiarezza su cosa farai nei prossimi giorni dal punto di vista dell'attività fisica, ma dà anche quella sensazione di *avere tutto sotto controllo, cosa che è altamente motivante* anche nel seguire con successo qualsiasi dieta.

▶ **Fai quello che ti piace.** Rendi il tuo programma di allenamenti più piacevole tramite il prenotare le tue classi di gruppo preferite, o delle sessioni con un personal trainer che ti ispira, con un compagno di allenamenti motivante. Questo riduce quell'ansia che a volte si prova prima di un allenamento, specialmente quando ci si sente, non solo fisicamente, ma anche mentalmente ed emotivamente stanchi.

▸ **Allenati dove ti senti inspirato.** Qualche volta hai solo bisogno di un cambio di scenario. Durante la mia carriera tanti clienti hanno accennato quanto soffrissero ad allenarsi nella palestra che avevano a disposizione nello stesso edificio dove lavoravano. Questo perché si sentivano come se non lasciassero mai l'ufficio, anche a causa della presenza di colleghi e clienti in quella stessa palestra. È un sentimento che io capisco perfettamente perché nelle palestre dove lavoro anche fino a 12–14 ore di fila non riesco ad allenarmi. La mia mente si rifiuta e, dove va la mente, il corpo segue. Come fanno molti allenatori, mi alleno in palestre dove non lavoro. Spesso il cambiare scenario è un modo efficace per tenersi motivati e ispirati con i propri allenamenti.

▸ **Fai ciò di cui la tua mente ha bisogno.** Diversi tipi di discipline sportive e allenamenti hanno un effetto diverso a seconda dello stato d'animo, o dello stato mentale se preferisci. Personalmente, ogni volta che ho bisogno di silenziare il mio dialogo interno ed accedere ad uno stato di calma e consapevolezza, allora scelgo di fare un tipo di attività fisica che non sia ripetitiva, per esempio come kick boxing (combinazioni varie al sacco, colpitori o guanti con un compagno di allenamento), o arrampicata indoor. Questi sono esempi di attività fisiche che richiedono una interruzione totale da pensieri di lavoro o vita familiare o sociale per focalizzarsi esclusivamente su ciò che si sta praticando. Al contrario, quando ho bisogno di lasciare che la mia mente vaghi disimpegnata e senza freni (che poi spesso è fonte di nuove idee e soluzioni) allora scelgo attività fisiche ripetitive che non richiedono troppa attenzione come correre, nuotare o pedalare. Questo è soggettivo e quindi devi trovare ciò che funziona per te.

▸ **Usa le ore d'oro.** Ogni volta che è possibile, allenati nelle prime ore disponibili della giornata. A parte per il sentirsi energizzati a causa di quelle buone sensazioni causate dalle endorfine, dopamina e altri ormoni che vengono rilasciati durante e dopo l'allenamento, entra in gioco anche quel senso di adempimento che non ha prezzo. Il fatto che tu abbia già completato un compito giornaliero che per te è essenziale vorrà dire che non dovrai più pensarci. Questo ti permette di eliminare già dal mattino tutti quei pensieri e quelle preoccupazioni riguardo l'allenamento che, durante il resto della giornata, avrebbero occupato spazio mentale. Il concetto essenziale è che, qualsiasi cosa capiti durante una giornata piena di impegni, tu ti sei già allenato. La mattina ha l'oro in bocca, e questo vale soprattutto per l'attività fisica.

▸ **Tieni varie routine di allenamento per ogni situazione.** Tieni memorizzate nel tuo smartphone una selezione di allenamenti di diverse lunghezze, da fare in palestra, a casa, nel parco, nella stanza di un hotel. In questo modo potrai scegliere un allenamento ed eseguirlo a seconda del tempo a disposizione (60, 40, 20 minuti, o anche solo 10), dell'attrezzatura a disposizione e dell'ambiente in cui ti trovi. Sapere cosa fare non solo è efficiente dal punto di vista del tempo disponibile, ma anche delle risorse mentali, perché non occupa (anzi libera) spazio mentale. Al contrario, interrogarsi su cosa fare mentre si sta in piedi al centro di una palestra sovraffollata, può essere molto stressante, fa perdere tempo e occupa tante risorse cognitive ed emotive. L'avere un piano scritto rende più facile adattarsi con qualche modifica, in caso la palestra (o il luogo dell'allenamento) sia troppo affollata.

▸ **Quei giorni in cui sembra che tutto stia cercando di sopraffarti, tieni bassa la *soglia di ingresso* del tuo prossimo allenamento.** Quando senti che tutto è troppo pesante da gestire, e anche solo il pensiero di allenarti è insopportabile, inganna la tua mente decidendo di fare *solo 5 minuti di stretching*. Il più delle volte, fare anche solo un minimo di stretching ha un *effetto attivante*, convincendoci a *fare uno o due esercizi in più*, e spesso anche a completare un'intera sessione di allenamento.

# 2
# ROUTINE

Quegli individui che conseguono risultati di altissimo livello, e che sono i migliori in quello che fanno, cercano costantemente di ottimizzare le loro vite in ogni più piccolo aspetto e dettaglio, tramite l'uso di metodi semplici, veloci ed efficaci. Ogni giorno posso osservare come loro cerchino di ridurre non solo la quantità di tempo, ma anche le energie mentali e fisiche necessarie per prendere quelle *decisioni che si ripetono* durante la giornata.

> **Le routine riducono la fatica decisionale, ottimizzano il tempo, preservano la forza di volontà e aiutano a tenere costanza in tutto, inclusi il programma di allenamenti e la dieta.**

Durante la giornata abbiamo una limitata quantità di forza di volontà. E, considerando che nella nostra pazza e frenetica giornata siamo inondati dal fare dozzine di scelte, usare la forza di volontà per ogni singola decisione — grande o piccola — è dispendioso in termini di energie mentali. Controllo l'e-mail o prima finisco di lavorare a questo promemoria? Pranzerò alla mensa aziendale o in qualche posto nuovo in zona? Farò un allenamento con i pesi o vado a correre oggi? E così via... La forza di volontà è come un muscolo che si stanca con l'uso, cosicché entro la fine della giornata il serbatoio di energia è in riserva.

Quando questo succede, ci sentiamo mentalmente stanchi, irritabili, più inclini a prendere decisioni poco felici, se non stupide. Per esempio, quando dopo una lunga giornata di lavoro dobbiamo scegliere se andare a casa per rilassarci o se andare in palestra, è molto più probabile che prenderemo la strada di casa. E, dopo aver cenato, decideremo di scrivere quell'importante promemoria di lavoro o guardare la TV? Guardare la TV probabilmente vincerà.

Ecco perché affidarsi alle routine anziché alla forza di volontà è fondamentale, specialmente con quelle azioni che, almeno durante la settimana lavorativa, sono ripetitive, come allenarsi e mangiare.

## Il motivo per cui ti serve usare le routine

Il cervello è molto conservativo, in termini di energia, e preferisce svolgere azioni che sono ricorrenti e familiari. Pensa alle ultime mattine della settimana appena passata: cosa ricordi? Forse niente, perché molte mattine si fondono in una sola, e ricordarne una in particolare è difficile. Probabilmente non ci ricordiamo di ogni volta che abbiamo aperto i cassetti per prendere mutande e calze, perché è parte di una serie di azioni automatiche che abbiamo fatto mentre pensavamo a qualcos'altro.

Ma se qualcuno a casa avesse deciso di scambiare il contenuto dei cassetti, mettendo le calze nel cassetto delle mutande e viceversa, allora ce lo ricorderemmo. Ci saremmo "pietrificati" per più di qualche secondo a guardare il contenuto inaspettato del cassetto, mentre scuotevamo la testa increduli. Un cambiamento così piccolo, ma che rappresenta un fattore di disturbo e perdita di tempo molto grande nella nostra giornata.

Ora pensa ai tuoi ultimi tragitti casa-lavoro. È difficile ricordarli tutti, anche se, mentre li percorrevamo, abbiamo evitato tanti ostacoli e pericoli. Nel caso avessimo camminato, ci saremmo adattati a diverse pendenze e a vari tipi di superfici, facendo lo slalom tra tante persone, mentre alternavamo la contrazione di circa 640 muscoli scheletrici. Nel frattempo, probabilmente abbiamo letto le news, mandato dei messaggi e qualche e-mail. Nel caso avessimo guidato, allora avremmo gestito distanze, velocità, semafori e pedoni: tutto questo mentre ascoltavamo musica o le ultime notizie alla radio.

Ma, nel caso inaspettato in cui avessimo dovuto trovare un diverso tragitto per arrivare a lavoro, magari a causa di un problema dei treni o di una strada chiusa, allora ce lo ricorderemmo. Perché avremmo dovuto uscire dalla modalità pilota-automatico, concentrarci su quello che ci stava accadendo e creare un nuovo piano d'azione per risolvere il problema.

Le routine come "seleziona-mutande-e-calze" e "andare-al-lavoro" sono eseguite da processi mentali in un'area del cervello chiamata *gangli basali*. Questa parte del cervello è associata con azioni altamente abituali come il guidare, il selezionare il percorso migliore per arrivare a destinazione e l'usare reazioni che si attivano quando si è di fronte a stimoli specifici (per esempio, il modo in cui reagisci quando qualcuno cerca di colpirti con un pugno: reagiresti chiudendo gli occhi, per essere così colpito in faccia, o terresti gli occhi aperti mentre eviti il pugno dell'aggressore? Il modo in cui reagisci può essere cambiato con la pratica, rendendolo una routine automatica, veloce ed efficace).

Ricorda che il cervello è un computer, e le routine sono nella tua memoria cache, che è la memoria ad attivazione veloce. È grazie alla memoria cache che non devi riscrivere esattamente tutte le parole di ricerca ogni volta che provi ad aprire una pagina web che usi spesso. Ti basta scrivere solo le prime lettere e l'indirizzo completo appare pronto per essere utilizzato immediatamente, riducendo così il tempo di ricerca e caricamento. Allo stesso modo, non devi imparare da zero a legarti le scarpe ogni volta che le indossi. Una volta che hai imparato e memorizzato una routine, poi la svolgerai in automatico senza pensarci più.

D'ora in poi, per semplicità, mi riferirò ad "andare con l'autopilota" ogni volta che le routine vengono eseguite dai gangli basali in automatico. Quando la maggior parte delle tue routine giornaliere vanno con l'autopilota, il tuo cervello risparmia spazio mentale, energia e tempo. Così sei in grado di convogliare la tua attenzione dove è più richiesta.

Quando vai in autopilota con qualsiasi azione che ti è familiare, come il vestirsi, il lavarsi, l'andare al lavoro, la tua attenzione può essere diretta su un'altra azione la quale non necessariamente dev'essere correlata con la prima, come ascoltare una canzone, un'intervista alla radio o parlare al telefono con qualcuno.

### ● È nello spazio tra le routine che puoi creare momenti di rilassamento e gioire del tempo libero.

Mentre l'andare con l'autopilota è eseguito dai gangli basali, il prendere decisioni e pianificare sono eseguiti dalla *corteccia*. Quindi, se tu dovessi creare un nuovo percorso per arrivare a destinazione, ma ti trovassi in una parte della città che non ti è familiare, la tua corteccia dovrebbe mettersi a lavoro, però questo è costoso in termini di attenzione e, quindi, di energie mentali. Ecco perché, in questo caso, tu non saresti in grado di prestare attenzione a un'intervista e allo stesso tempo pianificare un nuovo percorso attraverso il traffico di punta.

L'abilità di trasferire la capacità decisionale dalla corteccia (quindi pensando a ciò che stai facendo) ai gangli basali (andare in autopilota) richiede un certo grado di ripetizione, e la quantità di ripetizione è soggettiva per ogni individuo e varia a seconda del tipo di azione.

Un modo per ridurre la fatica decisionale, e conservare la forza di volontà, è trasformare in routine quelle azioni essenziali e positive che si ripetono durante la giornata. Quando un'azione diventa routine, non dobbiamo più pensarci, perché verrà gestita dall'autopilota. Come in un computer dove tutto è nella cronologia di navigazione, e la lista dei siti preferiti è aperta e pronta, così la lista delle routine è pronta per essere eseguita rapidamente e con poco dispendio di energia e forza di volontà.

Un modo per usare routine mattutine con più efficacia può essere ottenuto con il semplificare il nostro guardaroba. I migliori performers al mondo preferiscono indossare le stesse combinazioni di capi di abbigliamento. Non solo il loro guardaroba è ordinato e organizzato, ma tutto è facilmente abbinabile. Per esempio Andreas, 35 anni, manager di un fondo di investimento, il quale ha nel suo armadio dodici camicie, cinque cravatte e quattro paia di pantaloni, tutti in colori che si coordinano tra loro. In questo modo Andreas non si deve interrogare su cosa indossare alle 6 del mattino, e può cosi risparmiare non solo tempo, ma anche fatica decisionale sin dalle prime ore della mattina.

Pensaci: meno tempo passiamo a pensare ad un'azione ripetitiva (e magari noiosa) prossima all'esecuzione, e più probabilità abbiamo di compierla. Anziché usare la forza di volontà per decidere di allenarti o no, non sarebbe più semplice farlo se fosse parte integrante della tua routine mattutina? Questo è il potere delle routine. Ma, per funzionare con efficacia, le routine devono essere usate con costanza poiché, nel momento in cui le routine sono tenute vaghe, perdono tutto il loro potere.

Generalmente, abbiamo più controllo sulle azioni con cui iniziamo e finiamo la giornata rispetto a cosa accadrà e a cosa dovremo affrontare nel mezzo della giornata. Per questo le routine mattutine e serali sono fondamentali per tenere alto il livello di produttività. Se invece ci affidassimo all'alzarci dal letto *quando ce la sentiamo*, per poi durante il giorno *fare vediamo cosa*, e finire con l'andare a dormire *quando ce la sentiamo*, è molto probabile che verrebbero compiute poche cose importanti e di valore.

Mira a svegliarti alla stessa ora ogni giorno e prova ad andare a letto alla stessa ora ogni sera. Nonostante questo possa suonare noioso a molte persone, la costanza è un fattore fondamentale per avere successo in qualsiasi cosa. Non possiamo lavarci i denti e usare il filo interdentale una volta ogni tanto, e sperare di restare senza carie e placca. Dobbiamo farlo tuti i giorni, con costanza e per tutta la vita, anche se è noioso.

E, comunque, affidarsi alle routine non dovrebbe essere percepito come un processo noioso. "Noioso" sarebbe guardarsi indietro cinque anni dopo, per trovarsi esattamente nella stessa situazione di prima, o, magari, anche in una situazione peggiore: con qualche extra chilogrammo di grasso corporeo in più, con meno massa muscolare di prima, con meno flessibilità generale e ridotta mobilità articolare.

● ● ●

Vediamo ora come Helen, 37 anni, avvocato aziendale, fa uso di routine ben definite durante la settimana.

**Routine mattutine del lunedì/mercoledì/venerdì**

5.15: Si sveglia, beve un bicchiere d'acqua, fa un frullato e prende un caffè.

5.30: Va di corpo, fa la toilette personale, indossa il kit d'allenamento.

5.45: Esce di casa per andare nella palestra vicina al posto di lavoro. Mentre è sul treno, lei rivisita la sua agenda e gli obiettivi della giornata.

6.15: Incomincia l'allenamento (spesso una classe come lo spinning o crossfit).

7.20: Fa la doccia in palestra, si prepara per andare al lavoro.

8.00: Fa colazione al bar del posto di lavoro.

8.30: Incomincia a lavorare.

**Routine mattutine del martedì/giovedì**

5.15: Si sveglia, beve un bicchiere d'acqua, fa un frullato
e prende un caffè.

5.30: Va di corpo, fa la doccia, si prepara per andare
al lavoro.

6.30: 45 minuti liberi a casa per leggere le news o
un libro.

7.15: Mentre è sul treno, lei rivisita la sua agenda e gli
obiettivi della giornata.

8.00: Fa colazione al bar del posto di lavoro.

8.30: Incomincia a lavorare.

**Routine serali dal lunedì al venerdì**

20.00: Cena con il suo partner. Una o due volte alla
settimana Helen va a cena fuori con amici.

21.30: Fa una doccia, seguita dal bere tè verde.

22.00: Spegne tutte le luci intense, legge un libro o
ascolta un podcast.

22.30: Va a letto.

Avendo un lavoro imprevedibile con lunghe riunioni e crisi dell'ultimo minuto, Helen prova ad essere metodica e costante all'inizio e alla fine del giorno, perché è su quei momenti che ha più probabilità di averne controllo. Mentre potersi allenare durante il giorno è raramente possibile e, quindi, difficilmente programmabile. Una delle priorità di Helen alla sera è quella di dedicare del tempo di qualità al suo partner: quindi, allenarsi dopo il lavoro non è conveniente. Ecco perché lei include l'attività fisica nelle sue routine mattutine e cerca di tenerle costanti il più possibile.

# Alcune routine di base

## #1 — Allenarsi al mattino

Per tenere costanza con l'allenamento mattutino, Helen si assicura che quando l'allarme suona tutte le sue risorse mentali e fisiche siano dirette esclusivamente (o il più possibile) ad eseguire azioni che sono integrate nella routine. In questo modo Helen non viene distratta da fattori ambientali o logistici. I suoi stratagemmi includono:

- La sera, dopo cena, Helen fa una doccia calda e poi beve tè alle erbe.
- Poco dopo, se ha pianificato di andare a correre la mattina, prepara il suo kit da corsa e lo mette sulla sedia di fianco al letto, con le scarpe pronte per essere indossate. Se invece ha deciso di andare in palestra, allora prepara la borsa con il completo per l'allenamento, ma anche i vestiti per il lavoro e l'astuccio per i trucchi.
- Imposta l'allarme nel suo telefono, che metterà poi lontano dal letto. In questo modo, la mattina dopo, dovrà alzarsi per raggiungere il telefono e spegnere l'allarme.
- Una volta a letto, lei prova ad addormentarsi più velocemente possibile, che è elemento fondamentale per un sonno di qualità (come vedremo nel capitolo 4).
- Non appena Helen sente l'allarme, si alza e indossa su-

bito il kit di allenamento. Cerca di ignorare quel dialogo interiore che cercherà di convincerla a tornare a letto.

▶ Helen sa già che tipo di allenamento svolgerà. Sapere cosa fare è liberatorio, e aiuta a far percepire il compito da eseguire con minore difficoltà.

▶ Esce di casa e prende il treno delle 5.45.

Helen minimizza lo sforzo mentale per alzarsi dal letto e andare ad allenarsi, facendo in modo che ogni singola azione ne attivi un'altra, come una reazione a catena. Allo stesso modo, se si vuole usare il filo interdentale più spesso, non si può fare affidamento solo sullo *sperare che capiti*. Sarà più efficace lasciare il filo interdentale di fianco allo spazzolino da denti, cosicché lo si userà senza neanche pensarci, immediatamente dopo aver lavato i denti. Dopo alcuni giorni, diventerà un compito che si farà senza usare più l'attenzione e la nostra preziosa forza di volontà specialmente la mattina quando spesso tutto sembra più difficile.

*Conquista la mattina, vinci la giornata.* Considerando che il 34% delle cancellazioni dei miei clienti è causato da problemi di lavoro, è chiaro che riuscire ad allenarsi al mattino diminuirebbe drasticamente il numero di sessioni non effettuate per problemi che non si possono prevedere prima che capitino. La maggior parte delle persone di successo si allena di mattina, perché questo assicura che loro **completino** il compito prima che il caos e le interruzioni del lavoro siano di ostacolo. E anche perché, verso la fine della giornata, sia il tempo che la forza di volontà tendono a diminuire.

## #2 — Mangiare nello stesso posto

Un altro modo di affidarsi alle routine, anziché alla forza di volontà per azioni che si ripetono, è ridurre a 2 le opzioni per il pranzo, e alternarle giorno dopo giorno. Perché l'ultima cosa che vuoi fare è lasciare che umore e sentimenti decidano cosa mangiare dopo una mattinata frenetica.

Ricorda, i miei clienti che hanno più risultati, indipendentemente dal goal, che sia incrementare massa muscolare o ridurre massa grassa, mangiano gli stessi pasti giorno dopo giorno durante la settimana lavorativa. E, ogni volta che è possibile, mangiano negli stessi posti. Per esempio, Helen mangia in un bar vicino al posto dove lavora.

- Lei seleziona 1-2 opzioni dal menù che soddisfa il suo piano nutrizionale.
- Lo staff del bar sa che lei non vuole né pane servito al tavolo né salse con zucchero come il ketchup. Cosi Helen non deve leggere il menù ogni volta, e non è tentata dal pane di fronte ai suoi occhi. Lei può fare una telefonata ad una persona cara o leggere qualcosa per rilassarsi mentre aspetta di essere servita.
- Dopo aver mangiato il suo pasto salutare, può tornare al lavoro sentendosi mentalmente ricaricata e in controllo totale della sua dieta.
- Mangiare gli stessi tipi di pasti durante la settimana lavorativa aiuta a tenere il controllo sulla dieta, permettendo di aggiustarla o correggerla più facilmente nel caso fosse necessario, tutto questo usando meno forza di volontà. Perché ricorda che la forza di volontà è un bene limita-

to, è esattamente come un muscolo, perde in forza ed efficacia se usato in maniera eccessiva durante il giorno.

## #3 — Scegliere cosa mangiare

Considerando l'originale significato di dieta, che non era quello di "restrizione", ma era quello di "modo di vivere", allora il modo in cui mangiamo dovrebbe essere di supporto allo stile di vita che abbiamo (o che desideriamo). Quindi, la dieta dovrebbe sempre essere focalizzata sul tenerci produttivi durante la giornata e in salute durante il corso della vita. Qualsiasi dieta tu stia seguendo (Paleo, Chetogenica, Mediterranea) o che stia solo provando ad evitare zuccheri raffinati piuttosto che cibo confezionato, quando devi *creare* un pasto usando le scelte a disposizione, è meglio affidarsi ad una routine che soddisfi il modo in cui vuoi mangiare. E tutto questo usando meno energie mentali possibile.

Per esempio, Mark Strong fa un lavoro che richiede di viaggiare spesso tra Londra, New York, Los Angeles e altri luoghi per effettuare riprese per nuovi film o attendere eventi di lavoro. I viaggi intercontinentali causano jet-lag, disidratazione e mancanza di sonno — tre fattori che portano a desiderare più intensamente "comfort food" come dolci, biscotti e patatine. Ecco perché Mark non può permettersi di affidarsi a *come si sente sul momento* e alla forza di volontà per gestire le scelte relative al cibo.

Quando Mark è in aeroporto, che lui si trovi di fronte al buffet dell'executive club lounge o di fronte al frigorifero di un bar, fa la migliore scelta seguendo una routine specifica. Questa routine, come tutte le altre che ci fanno andare con l'autopilota, è memorizzata nei gangli basali. Mark ha sviluppato un percorso mentale abitudinario per le sue scelte relative al cibo, in qualsiasi situazione si trovi. Questa routine a basso consumo di energie mentali gli permette di aderire con più probabilità alla sua dieta, che è basata su ogni pasto composto da *cibi integrali, per il 75% di origine vegetale, con carboidrati ad assorbimento lento*. La routine di Mark è:

**A.** Una scelta di proteine (carne, pesce, uova, soia). <u>Quantità</u>: una porzione (che è calcolata dalla quantità di cibo su un palmo della mano).

**B.** Almeno tre scelte di vegetali non amidacei (broccoli, cavolo, cavolfiore, peperoni, funghi, pomodori, etc.). <u>Quantità</u>: una porzione per ogni scelta.

**C.** Una scelta di vegetali amidacei e/o grani e/o legumi (patate, riso, grano, orzo, segale, avena, mais dolce, fagioli, lenticchie, ceci, etc.). <u>Quantità</u>: mezza porzione, mezzo palmo della mano.

**D.** Come condimento, un cucchiaio di olio extravergine di oliva. Spezie ed erbe a volontà.

**E.** Almeno due bicchieri d'acqua.

Ogni volta che Mark ha bisogno di farsi il piatto, o quando deve selezionare cibo *al volo* dal frigorifero di un bar, lui mette insieme un pasto bilanciato seguendo l'ordine A-B-C-D-E. Anche tu, qualsiasi dieta stia seguendo, hai bisogno di creare una routine mentale che sia veloce e che richieda poco impegno mentale. Questa routine sarà efficace in tutte quelle situazioni in cui dovrai creare un pasto in accordo con le scelte che hai a disposizione e ovunque ti trovi.

## #4 — Viaggiare in aereo

Le persone che viaggiano tanto hanno bisogno di usare strategie efficaci per tenersi in salute, nonostante un programma con multiple destinazioni e tempi ristretti. Perché, non importa quanto è lunga la tratta, domestica o internazionale, viaggiare in aereo ha un impatto sulle energie e sulla salute a breve termine.

Primo di tutto, c'è la disidratazione causata dall'aria condizionata. Sotto l'esposizione all'aria condizionata si possono perdere fino a 1.5 litri d'acqua per ogni 3 ore di viaggio aereo. Quindi, se stai volando da Londra a New York (pressappoco 8 ore), puoi perdere più di è 3 litri d'acqua corporea. A questo si può sommare la perdita dell'equivalente di un addizionale bicchiere d'acqua per ogni bicchiere di vino o caffè che si beve; da questo momento in poi comincerai a vedere delinearsi l'effetto finale della deidratazione. Dal momento che il cervello è composto in gran parte d'acqua, saremmo già disidratati molto tempo prima dell'atterraggio.

Avere un cervello disidratato è causa di fatica severa e mal di testa, e tutto questo ancora prima che il jet-lag incominci. Quando il cervello è disidratato, non ce la sentiamo di allenarci e, al contrario, desideriamo maggiormente del cibo comfort.

Ma è nei giorni successivi che il jet-lag, spesso indicato come il "mal di fuso", diventa un avversario difficile con cui combattere. Il jet-lag è una condizione clinica causata dall'attraversare diverse *time zone* in poco tempo, quindi con lunghi viaggi aerei. Il problema col jet-lag è che, dopo l'atterraggio, per abituarci (sincronizzarci) all'orario di destinazione, avremmo bisogno di circa un giorno di "mal di fuso" per ogni time zone che abbiamo attraversato. Quindi ogni volta che vado a

Los Angeles per lavoro, mi servono 8 giorni per riaggiustare rispetto alla time zone di partenza, dal momento che Londra è 8 ore avanti rispetto alla time zone di Los Angeles. Nonostante probabilmente tu abbia notato che sia più facile adattarsi ad una nuova fascia oraria nel volare direzione Ovest in confronto al volare direzione Est, comunque il jet-lag *scombussola* il cervello, gli organi e i vari apparati del corpo.

Questo perché il corpo umano è calibrato su un insieme di cicli noti come Ritmo Circadiano, e anche piccoli cambiamenti nelle routine quotidiane, magari causati dal viaggiare per lunghe distanze, oppure anche solo dai cambiamenti continui dei turni di lavoro, creano disordine nel Ritmo Circadiano con varie conseguenze, tra cui ridotte energie fisiche e mentali. Parlerò più dettagliatamente del Ciclo Circadiano nel capitolo 4, "Dormire".

Nel frattempo, considerando tutto quanto descritto sopra, non deve sorprendere che molto spesso quelle persone che pianificano di allenarsi immediatamente dopo l'atterraggio, o la mattina presto del giorno dopo, lo trovino veramente difficile da fare. Nonostante continuino a portare con loro il kit d'allenamento, raramente (se non mai) lo usano. Per mantenere uno stile di vita salutare, è quindi importante usare strategie specifiche e integrarle nella *routine di viaggio*. Usare una routine di viaggio aiuta a ridurre gli effetti devastanti della disidratazione e del jet-lag, incrementando così la probabilità di riuscire ad allenarsi una volta arrivati a destinazione anziché perdere diversi giorni rimanendo inattivi. Alcune strategie per aiutarti a sviluppare una routine di viaggio sono:

▶ **Prenota lo stesso hotel.** Quando ambiente e facce ti sono familiari, allora spendi meno spazio mentale di quello che ti servirebbe per adattarti ad un nuovo scenario. Questo ti terrà più concentrato per allenarti. Prenota sempre un hotel che abbia una palestra. Se questo non è possibile, fai una ricerca per trovare la palestra più vicina. Altrimenti pianifica dove potresti andare a correre, che sia nel lungo mare o in un parco.

▶ **In aeroporto**: porta da casa (o acquista al terminal) snacks per il volo. Per esempio, qualche pacchetto di semi e noci che sono ricchi di fibra, proteine, e grassi (omega-3 e omega-6) e che ti faranno sentire sazio. Bevi un bicchiere d'acqua prima di imbarcarti.

▶ **In aereo**: Bevi un bicchiere d'acqua per ogni ora di volo. Se pianifichi di dormire per 3-4 ore, bevi 2 bicchieri d'acqua prima di addormentarti. Non andrai al bagno così spesso come pensi a causa della disidratazione da aria condizionata. Chiedi una bottiglietta d'acqua agli assistenti di volo. Evita di bere alcol e caffè perché hanno un effetto diuretico che vuoi evitare.

▶ **Una volta atterrato e fatto il check-in nell'hotel**: se non sei mai stato in quell'hotel prima d'ora, vai a dare uno sguardo alla palestra. Prendere familiarità con quell'ambiente faciliterà il processo. Poi vai nella tua stanza.

▶ Mentre starai disfando la valigia o ti stai rinfrescando, potrai pensare a quale routine di allenamento userai tra le varie memorizzate nel tuo telefono, e farai le eventuali modifiche in base agli attrezzi a disposizione. Ma nel caso tu non avessi nessun programma scritto, prendi qualche minuto per scriverne uno *prima di andare in palestra*. Normalmente io uso il taccuino vicino al letto. Ricorda di tenere il programma semplice per facilitare il processo.

▶ Vai ad allenarti.

L'uso di questa routine farà in modo di sentirsi "più positivi", rinfrescati e in grado di gestire meglio il jet-lag, specialmente nelle ore successive.

### #5 — Routine del weekend

Per molte persone, spesso il regime del fine settimana è completamente diverso da quello della settimana lavorativa. Per esempio, portare i figli alle varie attività sportive o alle feste con i compagni di scuola, andare a pranzo con i suoceri, incontrare amici per cena e stare svegli fino a tardi ad eventi sociali rende il regime di ogni fine settimana quasi unico. La variabilità di ogni fine settimana può essere di ostacolo al fare attività fisica, al mangiare in maniera salutare e al dormire con sufficiente qualità, quindi rendendo, quindi, molto facile la probabilità di perdere lo slancio e disturbare le tue routine settimanali dal lunedì. In questo scenario, la capacità di *pianificare in anticipo* è fondamentale. Parlerò di questo nel dettaglio nel capitolo 6.

## Quando le routine diventano catene

Le routine semplificano la tua giornata riducendo la fatica decisionale, permettendoci così di risparmiare preziose energie mentali che possono essere usate per compiti e azioni più importanti. Tuttavia, ci sono tipi di routine che possono avere l'effetto opposto, e che, quindi, possono interferire con la produttività giornaliera. Questo tipo di routine causa vari gradi di vere e proprie dipendenze, che complicano una vita salutare.

Le routine malsane sono attivate da un **segnale,** e alla **fine della routine** c'è una **ricompensa**. La ricompensa rinforza il segnale ad ogni singolo giro del seguente ciclo:

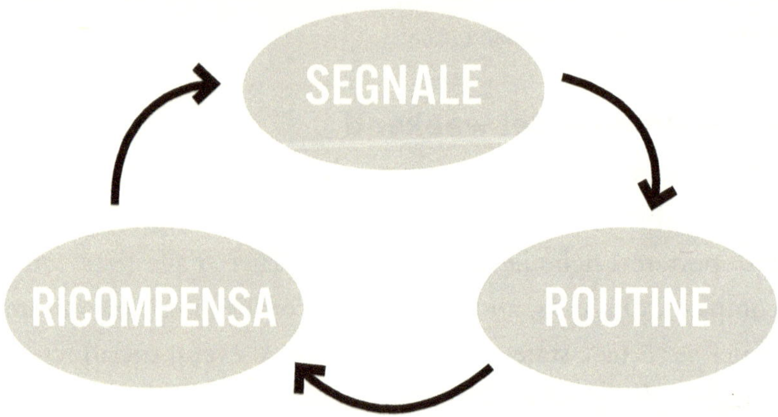




Ci piace praticare e immergerci in attività che troviamo appaganti in termini di una *ricompensa immediata*. Queste attività possono essere fisiche o emotive (o tutte e due), e sono spesso associate con cibo, sesso, interazione sociale (livello sociale, potere, danaro, etc.) o con quelle sostanze chimiche (come alcol, tabacco, droghe) che creano *sensazioni illusorie di piacere*. Il segnale è associato, attraverso l'attivazione e lo svolgimento di una routine, con una ricompensa che si desidera fortemente. Un classico esempio è l'irresistibile desiderio che un fumatore sente quando vede un'altra persona accendere una sigaretta. Il vedere l'azione di accendere una sigaretta, o anche solo il sentire l'odore di questa, è il segnale. Il segnale attiva la routine che è l'accendere una sigaretta per se stessi, mentre la ricompensa è la sensazione di piacere che la nicotina creerà nel sistema nervoso centrale, una volta assorbita.

La maggior parte delle persone, quando realizza che una routine è diventata una dipendenza che la danneggia, come il fumare, spesso prova a bloccare quella routine una volta che si è attivata, usando la forza di volontà. Ma questo è veramente difficile, perché la forza di volontà è una risorsa limitata e molto spesso questa non è forte abbastanza. Ecco perché quando un fumatore prova a bloccare la routine "accendersi una sigaretta" una volta che si è attivata, molto raramente ha successo.

Nel cervello c'è una forte associazione tra il segnale (la vista di una sigaretta), la routine o varie routine concatenate (raggiungere il pacchetto delle sigarette, accenderne una, fumarla) e la ricompensa (la scarica di nicotina nel sangue prima, e nel sistema nervosa poi). Una volta che la routine è stata attivata dal segnale, è difficile, se non impossibile, bloccarla.

Esempi simili sono:

▶ Controllare lo smartphone in continuazione: il segnale è il 'ping' o la vista di un messaggio non ancora letto che attiva la routine *"controllare il telefono"*. La ricompensa è *la sensazione di far parte / interagire* con una persona, o un gruppo, una cerchia sociale.
▶ Desiderare cibo con zucchero raffinato: il segnale è la vista/odore di una torta o una pasta che attiva la routine *"mangiare il cibo con zucchero"*. La ricompensa sarà il picco rapido e intenso della glicemia che farà sentire immediatamente meglio (nonostante poi il picco della

glicemia sarà seguito da un crollo che causerà il desiderare nuovamente cibo con zucchero).

Segnali e ricompense possono essere anche emozionali. I segnali non devono essere necessariamente uditivi, visivi o olfattivi. Segnali emozionali sono usualmente stati di ansia/tristezza/noia, che noi cerchiamo di sostituire con interagendo con qualcos'altro che *immediatamente* disponibile e che ci fa distrarre dal quel sentimento che non vogliamo continuare a provare.

Le routine malsane possono essere molto soggettive. Nel mio caso, sono più incline a mangiare troppo, quasi senza freni, quando sono annoiato e non ispirato, per esempio come quando sto lavorando a qualcosa di ripetitivo e scialbo come la mia contabilità. Specialmente quando sono a casa, non riesco a tenermi lontano dal frigorifero e dalle credenze della cucina. La rabbia o la tristezza, invece, inducono altre persone a mangiare troppo. In entrambi gli scenari, la ricompensa è la temporanea liberazione emozionale da quei sentimenti che non si vogliono provare.

Questo è un problema che colpisce tutti, dai top performers in qualsiasi campo lavorativo agli sportivi di più alto livello. Quando si è circondati da colleghi e conoscenti che usano tabacco o alcol con il fine illusorio di gestire meglio lo stress e tenere un alto livello di produttività giornaliera, è facile essere tentati da un eccessivo uso di queste sostanze. La combinazione di lavorare sotto alta pressione, viaggiare spesso e avere una vita familiare impegnativa può far vacillare anche quegli individui con una fortissima forza di volontà. Questo anche a causa della pressione sociale. Le routine malsane hanno più probabilità di formarsi durante viaggi di lavoro e vacanza con famiglia e amici, quando c'è un drastico cambio di orari e abitudini. Mangiare più carboidrati processati e raffinati del normale, fumare qualche sigaretta più del solito, o bere un paio di whiskey dopo cena, può velocemente diventare la nuova norma, ed è così che si formano nuove malsane routine.

Dopo un viaggio di lavoro o una vacanza, è normale soffrire per giorni, se non settimane, nel tentativo di eliminare queste nuove routine malsane. Molto spesso tornare dentro il precedente regime richiede tempo e tanta forza di volontà. Questo è origine di tanti problemi, il più comune dei quali è la perdita di motivazione e l'aumento di grasso corporeo. È chiaro che la quantità di tempo necessaria per cercare di eliminare le nuove routine malsane dopo un *break* di alcuni giorni è critica nel mantenere uno stile di vita sano. Quindi, ogni volta che il tuo ritmo abituale è alterato da viaggi di lavoro, vacanze o da lunghi fine settimana, cerca di ritrovarlo e riprenderlo subito fin dal primo giorno in cui ritorni. Per riuscire a farlo, è necessario saper identificare le nuove routine malsane che stanno rallentando il tuo cammino giornaliero verso i tuoi obiettivi. Una volta identificate queste routine, agisci immediatamente e prova ad eliminarle in questo modo: identifica i segnali che attivano le routine malsane, e poi elimina (o evita) questi segnali.

## Come eliminare le routine malsane

Il sistema più comune che le persone usano nel tentativo di eliminare le routine malsane è resistere e bloccare azioni e comportamenti. Ma, una volta che la routine si è attivata nel cervello, questa spesso è troppo forte per essere bloccata dalla forza di volontà.

Ecco perché cercare di smettere di fumare semplicemente con lo "smettere di raggiungere il pacchetto delle sigarette" è quasi impossibile. Anziché provare a resistere, sarebbe meglio eliminare il segnale (la vista o l'odore della sigaretta) e trovare una nuova ricompensa (un'alternativa alla nicotina).

Per esempio, vorresti smettere di mangiare pane al ristorante mentre aspetti per il tuo ordine. Senza molti giri di parole, questa è una delle abitudini responsabili dell'aumento del grasso corporeo. Il segnale è il vedere il pane di fronte a te sul tavolo. Cosa puoi fare per eliminare il segnale? Una soluzione, appena arrivi in ristorante, è quella di chiedere immediatamente al cameriere di portarti olive, sottaceti, arachidi etc. So che, nonostante suoni facile da fare, in realtà è molto difficile, specialmente in Italia, dove grissini, pane e focaccia sono presenti su ogni tavolo pre-apparecchiato. Ma bisogna comunque provare a farlo, e, ogni volta che ci riuscirai, prenditi qualche secondo per concentrarti sul tuo senso di appagamento. Questa è la **ricompensa** di questa nuova routine: un senso di vittoria, un sentirsi maggiormente in controllo, un incremento dell'autostima. Praticalo per un po' di tempo, e piano piano incomincerai a farlo in automatico, senza neanche pensarci.

Le strategie più efficaci per evitare o correggere una routine malsana non si basano sull' *usare la forza di volontà* una volta che la routine è stata attivata dal segnale. Al contrario, le strategie più efficaci si basano sull'identificare ed eliminare (o almeno anticipare) il segnale, e allo stesso tempo sostituire la precedente ricompensa malsana con una nuova ricompensa più salutare.

I passi chiave sono:

1) **Identificare segnali e ricompense.** Osserva i tuoi comportamenti e cerca di isolare le azioni ricorrenti. Diventa consapevole su come reagisci durante situazioni "a sangue caldo".

2) **Scegli una reazione in anticipo.** Trova il modo di eliminare l'esposizione a quei segnali che ti rendono vulnerabile a causa dell'attivazione delle routine malsane.

3) **Ricompensati** con qualche altra cosa più salutare.

## STRATEGIE STRONG

**Usa con costanza delle routine mattutine, giornaliere e notturne. Qualche esempio:**

- Durante la settimana lavorativa, svegliati alla stessa ora. Almeno 30 minuti prima del solito per essere in orario.

- Quando pranzi fuori casa, vai negli stessi due o tre posti dove conosci il menù.

- Quando mangi *al volo*, usa sempre lo stesso percorso mentale per comporre un pasto.

- Prepara la borsa per la palestra (o il completo per andare a correre) la sera prima.

- La sera, lascia la cucina pronta per preparare facilmente la colazione la mattina dopo.

- Mentre fai la cena, cucina abbastanza anche per il pranzo che porterai al lavoro il giorno dopo.
- Dopo una vacanza o un viaggio di lavoro, cerca di tornare dentro il tuo regime settimanale salutare dal primo giorno disponibile. E ricorda che, più di ogni altra cosa, sarà il primo allenamento che ti aiuterà a rientrare con il tuo programma di allenamento, con il mangiare correttamente e dormire con qualità.

# 3
# DORMIRE

La società moderna è afflitta da privazione cronica del sonno, sia in termini di quantità (generalmente dormire meno di sette ore per notte) che di qualità (svegliarsi spesso durante la notte e non riuscire a riaddormentarsi velocemente). Diversi fenomeni correlati tra loro contribuiscono alla privazione cronica del sonno: la combinazione a un livello eccessivo di diversi fattori quali lavoro, famiglia, vita sociale e tempo libero; l'ansia **di dover** controllare il cellulare per leggere le e-mail di lavoro e/o monitorare i social; la retroilluminazione dello schermo della televisione o del computer (solo per elencarne alcuni). I disturbi del sonno causano molto più che ridotta attenzione, cattivo umore, irritabilità e ansia. Il dormire non a sufficienza e con poca qualità indebolisce il sistema immunitario, in vari modi. Uno di questi è l'arteriosclerosi, che è un aumento di placche non solo nelle arterie, ma anche nei capillari, che sono le vene più sottili. Questo aumento di placche incrementa il rischio di problemi cardiovascolari e ictus. Un'altra malattia connessa con i disturbi del sonno è l'Alzheimer, e questa è certamente una brutta notizia per coloro che puntano a vivere una lunga vita preservando le capacità neuropsicologiche del proprio cervello.

● **Il dormire a sufficienza e con qualità è essenziale per rimanere forti (strong) nel corpo e nella mente, e avere così una vita lunga e sana.**

Nel capitolo 1, ho spiegato come il 26% delle cancellazioni delle sessioni di personal training sia causato dal sentirsi debilitati a causa di problemi inerenti al dormire. Durante la mia esperienza pluriventennale come personal trainer e consulente per la produttività giornaliera, ho potuto osservare come, insieme all'avere uno spazio mentale sovraffollato, la privazione del sonno sia il secondo fattore che interferisce maggiormente in negativo nella vita di quegli individui che cercano di tenersi sani e in forma, nonostante una vita piena di impegni.

In aggiunta all'effetto negativo che le dinamiche della vita moderna recano sulla qualità del sonno, c'è da considerare anche il fatto che la maggior parte delle persone non dà abbastanza valore al sonno stesso. Questo perché si ritiene che il dormire sia uno stato passivo del corpo utile solo per ricaricarsi di energie e durante il quale il cervello è inattivo. Questa visione "passiva" del dormire fa sì che questo non venga programmato nei dettagli, come invece si fa con le altre azioni giornaliere. Vediamo ora non solo perché durante il dormire il cervello sia molto attivo nell'eseguire processi necessari per la performance giornaliera, ma anche come il dormire debba essere programmato e come la sua qualità possa essere migliorata.

# Le ragioni per le quali abbiamo bisogno di sonno di qualità

**Deframmentazione.** Durante il giorno, il cervello accumula un'enorme quantità di informazioni che viene rianalizzata e riorganizzata mentre dormiamo. Infatti, quando dormiamo vengono fatte associazioni tra gli eventi accaduti durante la giornata, consolidate nuove memorie e rinforzate nuove routine. Quando non dormiamo bene, fatichiamo a ricordare in quali giorni e a che ora sono accaduti certi fatti, incontri e conversazioni.

**Eliminazione dei prodotti metabolici di rifiuto.** Il cervello è l'unico organo del corpo umano che non può eliminare i prodotti metabolici di rifiuto (come varie tossine) che produce e accumula durante i processi mentali che esegue durante lo stato di veglia. Il cervello può eliminare queste tossine solamente durante il sonno. Questo vuol dire che, se rimaniamo svegli troppo a lungo, o non dormiamo abbastanza, il cervello accumula una quantità eccessiva di tossine che interferiscono con i processi cognitivi, rendendoci lenti e fiacchi, e aumenta la probabilità di fare errori e prendere decisioni poco felici.

**Alto testosterone, basso cortisolo.** Avere una buona qualità del sonno tiene alto il testosterone (noto come l'ormone "dei muscoli e del sesso") e tiene basso il cortisolo (noto come l'ormone "dello stress e del grasso"). Il cortisolo e il testosterone sono antagonisti. Quando il livello del cortisolo aumenta, il livello del testosterone diminuisce. Questo causa perdita di massa muscolare e diminuzione del desiderio sessuale. Quantità e qualità del sonno sono necessarie per sviluppare e tenere massa muscolare, ed è il più efficace afrodisiaco. Meglio dormiamo e più basso è il livello di cortisolo, che è la chiave per tenersi forti e in salute. Il cortisolo aumenta l'infiammazione, contribuendo all'accumulo di grasso corporeo sottocutaneo e alla ritenzione idrica, oltre che ad un indebolimento del sistema immunitario e ad un annebbiamento della mente.

**Ritmo circadiano sincronizzato.** Il ritmo circadiano è il nostro orologio biologico interno il cui periodo è di 24 ore, il quale è regolato principalmente dall'alternarsi di luce e buio, e dal ritmo sonno-veglia. Il ritmo circadiano calibra tutta una cascata di eventi interconnessi, tra i quali: la produzione di ormoni, la temperatura del corpo, la pressione sanguigna, lo stato di allerta e vigilanza mentale, il movimento intestinale, ma anche il nostro umore, che letteralmente fluttua, con il passare delle ore, tra alti e bassi. Gli orari nell'immagine sono generali e cambiano con l'alternarsi delle stagioni (con ore di luce e buio variabili, con diverse temperature ambientali), e anche a seconda che la persona sia, naturalmente, più nottambula o mattiniera. Quando il ritmo circadiano, che è il nostro orologio biologico interno, è in disordine, tutto diventa più difficile da affrontare e risolvere.

Per esempio, pensa all'orribile esperienza che è la discronia da fuso orario, di cui abbiamo discusso nella sezione routine di viaggio. Il fuso orario è causato dal fatto che il corpo è desincronizzato dal mondo circostante. Ma, mentre la discronia del ritmo circadiano causata da fuso orario è molto intensa e quindi evidente, la discronia del ritmo circadiano, causata da mancanza di sonno di qualità, si manifesta in maniera più leggera e meno evidente, portandoci pertanto a sottovalutarla. Nel breve termine questo essere, anche solo leggermente fuori ritmo con l'orologio biologico interno, interferisce con il consolidamento delle nuove memorie e con la capacità di concentrazione. Nel lungo termine aumenta il rischio di malattie, la qualità della vita e anche l'aspettativa di vita.

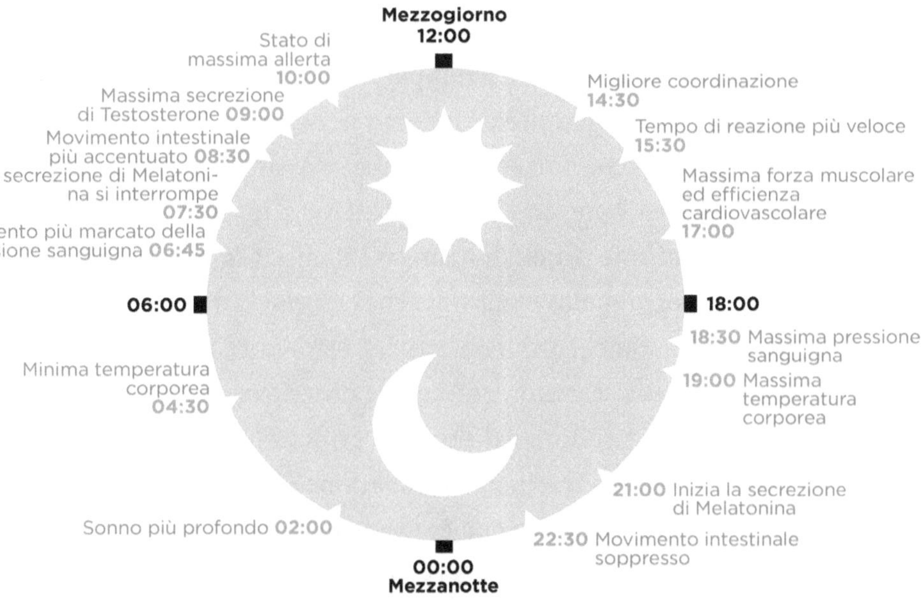


Le dinamiche della vita moderna collidono con il nostro ritmo circadiano. Alcuni esempi di queste collisioni sono:

▌ Quando non si ha una regolare routine mattutina, ci si alza stanchi e ci si affretta per andare al lavoro. Questo comporta il non avere del tempo per creare quello spazio mentale necessario per concentrarsi e prepararsi per una giornata piena di impegni, o per altre azioni importanti, come l'eliminazione intestinale, che viene posticipata a "più tardi", forse durante la giornata. Più a lungo si trattengono le feci nell'intestino, più a lungo le tossine hanno l'opportunità di fare proliferare quei batteri che causano gonfiore da accumulo di gas, portando ad un abbassamento dell'energia e ad un fastidio generalizzato.

▶ 9 - 12: il momento di massima secrezione di testosterone e alto livello di allerta, sviluppato durante l'evoluzione per sostenere l'impegno fisico richiesto per cacciare e per cercare cibo. Ecco perché fare attività cardiovascolare a stomaco vuoto la mattina è molto efficace per tenersi magri e in salute. Spendere calorie prima di mangiare significa "guadagnarsi" il pasto. Ad ogni modo, ogni volta che ci si trovi ad essere troppo occupati o stanchi per fare attività fisica la mattina, si va a sprecare quella secrezione ormonale di testosterone, il quale è un prodotto derivante dal processo evoluzionistico, volto, nel caso specifico, a "meritarci" la colazione. Al contrario, per la maggior parte delle persone è diventato normale fare una colazione altamente calorica e ricca di zuccheri, farine e grassi insaturi che non richiedono nessuno sforzo fisico per ottenerli. Il corpo è confuso e il metabolismo è incasinato / in disordine.

▶ 15:30 - 17: questo è il momento migliore per la coordinazione e la forza muscolare, evolutesi per ottenere un pasto più abbondante (probabilmente per cacciare una preda più forte e veloce). Ma spesso, tra quelle ore la maggior parte delle persone è seduta a fare un tipo di lavoro mentale ripetitivo e noioso. Ecco perché è durante il primo pomeriggio che una certa stanchezza ci colpisce, rendendoci più soggetti a desiderare, e molto probabilmente a raggiungere, cibo comfort. E, ancora una volta, senza averlo "meritato" con nessun impegno fisico.

▶ 21:00: incomincia la secrezione della melatonina. La melatonina è l'ormone del sonno, il quale è regolato dall'alternarsi di luce e buio. Essa prepara il corpo per dormire. Il ritmo di questo ormone viene messo in subbuglio dal passare le serate a lavorare fino a tardi,  ma anche dall'assunzione di elevate dosi di alcool e/o caffeina durante la giornata e dagli apparecchi elettronici, come la luce blu emessa dagli schermi (che quotidianamente usiamo), la quale viene scambiata dal corpo come luce naturale (e, quindi, come luce del giorno). Pertanto la produzione e la secrezione della melanina viene sistematicamente scombussolata.

▶ 23:00: La terza finestra di allerta. Quando non si va a dormire entro le 23 (questo orario ovviamente varia con le stagioni e le latitudini) per qualche motivo evoluzionistico il corpo produce ormoni atti a tenerci svegli fino alle 2 o 3 del mattino. Quello è un altro momento durante il quale ci si sente affamati di nuovo, e molto spesso si mangia uno snack.

## Altri fattori che interferiscono con il ritmo circadiano sono:

▶ I tuoi bambini che continuano a svegliarti, i vicini rumorosi, il controllare le tue e-mail di lavoro o i tuoi social durante la notte, il fuso orario dopo un viaggio di lavoro o dopo una vacanza.

▶ Fuso orario sociale. Questo fenomeno è chiamato così perché è causato dal fatto che durante il fine settimana si cambiano le abitudini settimanali, spesso mangiando ad orari inusuali, stando svegli fino a notte tarda e, spesso, bevendo alcol. Gli effetti collaterali sono simili a quelli del fuso orario da viaggio intercontinentale. È come se si partisse il venerdì sera da Parigi direzione New York, o da Los Angeles a Tokyo, e il lunedì si ritornasse indietro fino a casa. Il ritmo circadiano verrebbe desincronizzato rispetto alla fascia oraria di residenza. Quegli individui che sono soggetti al fuso orario sociale hanno più probabilità di desiderare cibi comfort, consumare più caffeina, bere più alcol, fumare e cancellare le sessioni di allenamento (o evitare attività fisica).

Per sostenere e mantenere un alto livello di produttività durante una giornata ricca di impegni, è necessario essere in grado di prendere sempre le decisioni migliori a seconda della circostanza, e questo e più probabile quando si riesce a tenersi strong (forti) con i pensieri, l'umore e le energie. Questo ha più probabilità di succedere se si riesce a tenere spazio mentale libero, se ci si affida alle routine e se si riesce a dormire discretamente, sia in termini di quantità che di qualità.

# Come sapere se non si sta dormendo abbastanza e con qualità?

Nonostante la giusta quantità di sonno sia soggettiva, dormire per meno di sei ore per notte demolisce il sistema immunitario: aumenta le probabilità di ammalarsi più spesso, agisce in negativo sui livelli della glicemia sanguigna (quindi causando desiderio per cibi comfort), e nel lungo termine contribuisce a sviluppare malattie neurologiche come l'Alzheimer.

La quantità di sonno di cui ogni persona ha bisogno può essere determinata dalla quantità necessaria per rimanere svegli, in allerta e focalizzati durante la giornata. Come sapere se non si sta dormendo abbastanza e con qualità? Il corpo manda messaggi per segnalare che sia la salute mentale che quella fisica si stanno indebolendo, e che servirebbe una pausa per fermarsi e dormire. In accordo con una ricerca che ho fatto tra i miei clienti, i segnali più comuni che hanno notato quando soffrivano da carenza di sonno erano:

- Mancanza di equilibrio, goffaggine, inciampare mentre si cammina
- Ritrovarsi a fissare il vuoto
- Accorgersi di scuotere la testa e sentirsi negativi
- Mal di testa
- Sentire gli occhi gonfi, avvertire una leggera pressione dietro di questi
- Leggero mal di gola e ghiandole del collo ingrossate
- Herpes labiale (herpes simplex virus)
- Raffreddori più ricorrenti del normale

- Rigidità dei bicipiti femorali, della schiena nella zona lombare e/o toracica, del collo e delle spalle. Un tipo di tensione muscolare che lo stretching non attenua.
- Irritabilità, perdere più facilmente la pazienza, dare risposte veloci e nervose a colleghi e familiari
- Appetito insaziabile per cibi comfort
- Diminuzione del desiderio sessuale

Prima di vedere quali sono le migliori strategie per migliorare la qualità del sonno, vorrei parlare di un fattore chiave, che è la velocità con cui ci si addormenta. Questa velocità è determinata dalla capacità di controllare i propri pensieri: *una mente irrequieta troverà, infatti, difficoltà ad addormentarsi.*

Una mente irrequieta trova difficoltà ad addormentarsi, perché più si permette ai pensieri di vagare liberamente e selvaggiamente, senza avere la possibilità di inibirli, e più continueremo a muoverci e a girarci nel materasso senza sosta, senza "trovare la giusta posizione". Qui, però, la posizione *non è fisica ma mentale.* Ecco perché un corpo stanco con una mente libera si addormenta più facilmente di un corpo che si è riposato su una sedia per 12 ore ma con una mente stanca e sovraffollata di pensieri. Ecco perché quando si è in vacanza, dopo una lunga giornata scalando una montagna o sciando, risulta molto più facile addormentarsi in confronto a quello che succede durante la giornata lavorativa (per me il giovedì sera), quando la mente fatica a *spegnersi,* nonostante la testa sia sul cuscino. La chiave è essere in grado di rallentare e fermare il dialogo interiore non appena ci si distende, altrimenti si rischia di stare svegli per ore, controllando che ora è ad intervalli regolari e, a volte, peggiorando la situazione con l'uso dello smartphone o del tablet.

È difficile tenere sotto controllo il dialogo interiore durante il giorno. Attraverso la mia interazione giornaliera con i world-class performers, ho la fortuna di apprezzare come loro abbiano una mentalità proattiva. Loro sono degli strateghi e risolutori di problemi, quindi tendono a pianificare in anticipo per massimizzare le risorse a disposizione e ottenere i migliori risultati. Le loro menti cercano di prevedere senza sosta tutti i possibili scenari, problemi e soluzioni anche prima che accadano.

Per esempio, mentre sei ancora al lavoro, ti capita di pensare alla cena che farai più tardi con il tuo partner? E poi alcune ore dopo, mentre sei con il tuo partner, ti capita di pensare all'allenamento in palestra (o al prossimo appuntamento per il golf/tennis/calcetto con i tuoi colleghi o amici) pianificato per il giorno dopo? E poi l'indomani, mentre ti stai allenando (o praticando uno sport) ti capita di pensare al prossimo progetto di lavoro?

Questa costante proiezione dei pensieri su eventi che accadranno nell'immediato futuro diventa un'abitudine che poi è difficile da riconoscere e da bloccare. Il rischio è che ci si dimentichi di prestare attenzione a ciò che veramente sta succedendo in questo posto e in questo momento. Questo vuol dire perdere l'opportunità di gioire di preziosi momenti con le persone che sono importanti nella nostra vita. E, inoltre,  questo è causa di uno stato continuo di tensione.

La nostra mente può essere sia la nostra risorsa più grande, sia il maggiore ostacolo da affrontare nel tentativo giornaliero di seguire uno stile di vita salutare. Quando ci sentiamo sotto assedio per via di troppe cose da fare, e stanchi di tutto il mondo circostante, allora il *senso di anticipazione* di una azione o di un compito da fare nell'immediato può causare ansietà e dialogo interno negativo. Per esempio, qualche volta ho ricevuto messaggi da clienti (30-60 minuti prima della sessione di personal training) che dicevano: *"Non sono sicuro/a che possa affrontare un allenamento di un'ora oggi, possiamo finire 15 minuti prima?"* A questi rispondo sempre di sì. Ma poi, come sempre — veramente sempre — succede, dopo che 45 minuti sono passati dall'inizio dell'allenamento, il cliente dice: "Mi sento meglio ora, possiamo continuare?"

Il disagio da pre-allenamento è sempre maggiore di quello che si prova durante l'allenamento. E il disagio mentale è sempre più difficile da gestire del disagio fisico. Dopo la sessione ci si sente sempre meglio, con una mente più limpida, un umore più stabile, un rinnovato senso di raggiungimento. Tutti i clienti, appena fatto lo stretching alla fine della sessione, dicono: "Sono contento/a di non aver cancellato la sessione di allenamento oggi. Ora mi sento meglio".

Ogni persona è diversa, e mentre io personalmente non soffro d'ansia per un allenamento che sta per accadere, sicuramente mi succede con altre azioni cha stanno per capitare in una lunga lista che sembra senza fine. Per esempio, quando controllo la mia agenda per il giorno dopo e vedo 8—10 sessioni prenotate, più alcune chiamate al telefono, più il mio allenamento, più altre commissioni da svolgere, allora posso avvertire un senso d'ansia per una giornata che sembra frenetica e interminabile. Ma dopo anni di esperienza ora conosco la strategia che funziona per me, che è il focalizzarsi esclusivamente sulla prima azione della lista, e, appena finita la prima, poi concentrarsi solo sulla seconda, poi sulla terza, e così via. Questo perché so con certezza assoluta che, lentamente, ogni attività pianificata per la giornata, come il mio allenamento e i miei pasti, verrà completata, cliente dopo cliente, telefonata dopo telefonata, e-mail dopo e-mail.

In ogni caso, sembra che vivere il momento, essere nel qui e ora, e focalizzarsi sulla prossima azione da completare, è spesso più efficace che lasciare la mente libera di creare un dialogo interno negativo.

Ho notato come quei clienti che riescono a venire in palestra e a concentrarsi solamente sull'allenamento, lasciando quindi i problemi lavorativi e familiari "al di fuori" di essi, abbiano un'ottima qualità del sonno. Forse non è una coincidenza, e potrebbe essere determinata non solo dalla loro capacità di *vivere il momento,* e concentrarsi sul qui e ora, ma anche dalla capacità di *compartimentalizzare,* che è il separare i pensieri in compartimenti e non permettere a questi pensieri di mischiarsi e influenzarsi a vicenda. Quegli individui che sono in qualche modo capaci di compartimentalizzare i loro pensieri riescono ad addormentarsi ovunque e a qualsiasi ora. Per esempio, durante i loro viaggi di lavoro, che siano in aereo o in treno, riescono a usare con successo brevi sonnellini per tenersi relativamente freschi e pronti per tutte le riunioni che dovranno affrontare appena arrivati a destinazione. Riuscire a compartimentalizzare e a focalizzarsi solamente sulla prossima azione importante della lista, è fondamentale anche per riuscire ad addormentarsi velocemente.

Un altro aspetto comune di quelle persone che riescono a

dormire ovunque, e in qualunque situazione, è che, quando gli accade qualcosa, per esempio cadere mentre camminano per la strada o ricevere brutte notizie, riescono a passare velocemente dalla ***fase della negazione alla fase dell'accettazione***. In questo modo, loro riescono a riaggiustare il loro piano d'azione con relativa facilità. In qualche modo, riescono a vedere il quadro generale e a mettere il tutto ***sotto la giusta prospettiva***. Nella maggior parte delle volte, stress e ansia derivano dal modo in cui noi rispondiamo alle situazioni, e non dalle situazioni in se stesse. Quando aggiustiamo la nostra prospettiva, e siamo così in grado di vedere la situazione o il problema sotto un angolo diverso, riusciamo a dare una risposta più razionale a quella situazione e la soluzione migliore a quel problema. Per esempio, Suzanne, 40, project manager per una banca di investimento, nel momento in cui non ne può veramente più, per via di un eccessivo sovraccarico a causa di una crisi al lavoro, prova a rimanere calma e si chiede:

*"Ok, sono sul punto sia di avere un crollo totale sia di risolvere questo problema. C'è qualcosa che non sto considerando?"*

Quello è il momento fondamentale in cui se si riesce a rimanere calmi e riuscire a fare un passo indietro per vedere il quadro generale, si ha più probabilità di trovare la soluzione (o più di una, se esistono) e prendere la decisione migliore. In generale, coloro i quali riescono a rallentare per mettere le cose in prospettiva, hanno più probabilità di tenere sotto controllo il dialogo interno e l'ansia, riuscendo a prendere sonno più velocemente.

# Respirazione cosciente

Al termine di una lunga giornata durante la quale si è andati continuamente a velocità massima, la notte ci si può dimenticare di rallentare e rilassarsi, andando a letto con la mente che viaggia ancora a mille. Quello che può succedere è che i pensieri si proiettino sul prossimo problema lavorativo, familiare o personale, da risolvere per il giorno dopo. Ovviamente questo non ha solo l'effetto di ritardare il prendere sonno, ma anche di trasformare la prima e la seconda ora che passa da quando ci distendiamo in un calvario. Quando questo ci succede, come pensi che incominceremo la giornata successiva? Stanchi, negativi e ansiosi. E questo interferirà con ogni azione, compito e commissione che dovremo svolgere e portare a termine: nell'ambito lavorativo e familiare, negli allenamenti e nella dieta.

Esistono vari strumenti da usare per imparare a concentrarsi sul qui e ora, mentre si controllano pensieri e sentimenti. I seguenti sono quelli che ho trovato più efficaci per i top performer con cui collaboro: meditazione, yoga, allenamento ai colpitori per sport da ring e arti marziali (e scambi controllati), sauna, crioterapia. Questi strumenti hanno un fattore in comune: la *respirazione cosciente*. Non si possono assolutamente eseguire senza focalizzarsi sulla respirazione. Nello yoga Ashtanga e Vinyasa, ogni movimento ha un respiro, ed ogni respiro è scandito dal contare per una determinata quantità di secondi. Questo porta chi lo esegue ad essere presente totalmente nel momento, e a focalizzarsi solamente sul movimento che si sta eseguendo, senza pensare a nient'altro. Negli sport da ring e arti marziali, ogni singolo colpo, blocco, presa, tenuta, passo e tutti gli altri movimenti, sono scanditi dal respiro per ottimizzare velocità e resistenza. Mentre si fa la crioterapia (nel bagno di ghiaccio o nella criosauna), bisogna concentrarsi sul respiro per rimanere calmi, abbassare la frequenza cardiaca per disperdere meno temperatura corporea possibile e finire così la sessione con il minimo disagio.

Focalizzarsi sul respiro è utile per interrompere quel tipo di dialogo interno negativo che spesso è fatto di pensieri ciclici che causano e aumentano l'ansia. Il respirare è connesso indissolubilmente con la *mindfulness*, che si può tradurre come *uno stato di attenzione, consapevolezza, presenza mentale.* Usi il respiro per ottenere mindfulness mentre ti alleni? E mentre fai sesso? Non sorprenderti per queste domande, perché la maggior parte delle persone non respira coscientemente mentre fa la maggior parte delle cose, e, quindi, non ottiene quello stato di attenzione, consapevolezza e presenza mentale che l'aiuterebbe a performare meglio in ogni singola azione giornaliera e in ogni campo della vita. Lo posso affermare perché ho potuto notare spesso come, mentre insegnavo la tecnica di un esercizio sia con i pesi che con la kick boxing, le persone tendano a trattenere il respiro. E quando si trattiene il respiro mentre si sta osservando e ripetendo un nuovo movimento o gesto tecnico, si ha poi bisogno di più tempo per riprodurlo e impararlo. Questo perché non solo quando si trattiene il respiro ci si irrigidisce, ma anche perché il dialogo interno negativo prende una grossa parte di spazio mentale, andando così ad ostacolare e ritardare il processo di apprendimento.

Le persone che si concentrano sul proprio respiro imparano molto più velocemente, perché sono presenti nel momento, qui e adesso, in uno stato sia di rilassamento che di consapevolezza e prontezza. Il respirare profondamente aiuta a tenere più costante (e senza sbalzi) la frequenza cardiaca e la pressione sanguigna, e stimola il sistema nervoso parasimpatico che aiuta il corpo a rilassarsi. In aggiunta a essere un mitigatore dello stress, il respirare profondamente aumenta la capacità di concentrazione e rinforza il sistema immunitario. Dopo l'aver svolto una attività che ci ha costretto a focalizzare la nostra attenzione sul respiro, ci si sente sempre mentalmente riposati e calmi. L'ansia si è ridotta, spesso completamente. Tu, personalmente, potrai trovare che altre discipline/sport/azioni funzionino in questo modo per te, come il nuotare o il fare danza classica — che è perfetto, se, dopo aver finito, raggiungi quel desiderato stato di tranquillità fisica e mentale. E questo stato di tranquillità fisica e mentale è lo stesso che aiuta ad addormentarsi velocemente. Come puoi usare tecniche di respirazione profonda che riproducono quell'effetto pacificatore e calmante ogni volta che ne hai bisogno? Tra le tante, puoi usare la respirazione pari.

## Respirazione pari

Inala attraverso il naso per una conta di quattro secondi, poi esala attraverso il naso per una conta di quattro secondi. Una volta che ci si è adattati a questo ritmo di quattro secondi per fase respiratoria, si potranno usare conte di sei secondi o anche otto secondi per inalazione e esalazione. L'obiettivo è calmare il sistema nervoso, ridurre l'ansia e rallentare il dialogo interno. Personalmente, quando sono sovraccarico e sento che sto diventando ansioso, automaticamente respiro profondamente e lentamente: è diventata una reazione automatica. Immediatamente percepisco un senso di calma e di controllo, insieme con un rapido abbassamento della mia frequenza cardiaca. Questa tecnica calmante funziona particolarmente prima di andare a letto, ma la si può usare anche durante il giorno, mentre si è seduti al desk del lavoro, in aeroporto aspettando il volo, su un treno oltremodo pieno di persone, o mentre si aspetta per un colloquio. Fai attenzione: avere le vertigini non è l'obiettivo di questa tecnica. Se, mentre stai praticando, ti senti a disagio, smetti e respira come faresti normalmente.

• • •

La cattiva qualità del sonno non è solo un problema notturno, ma è un problema che si estende su tutte le 24 ore. È evidente come il dormire sia una funzione attiva di cui ci si deve prendere cura e che deve essere programmata esattamente come l'attività fisica e il mangiare sano. Il modo in cui incominciamo la giornata e navighiamo attraverso essa, determinerà il modo in cui poi la finiremo. Se incominciamo la giornata calmi, e riusciamo ad affrontarla rimanendo calmi il più possibile, molto probabilmente finiremo la giornata stessa come l'avevamo iniziata. Al contrario, incominciando la giornata irritati e agitati, facendo tutto di fretta, molto probabilmente la continueremo nello stesso modo, per poi finirla sentendoci più che mai agitati e ansiosi. Avere delle routine mattutine e notturne regolari, insieme con la capacità di praticare respirazione cosciente, vivere il momento nel qui e ora (o vivere il momento presente), compartimentalizzare, mettere tutto in prospettiva, sono fattori chiave per migliorare la qualità del sonno per una vita sana e lunga.

## STRATEGIE STRONG

### Avere routine mattutine regolari:

▶ ***Creare del tempo vacuo da usare per se stessi.*** Svegliati almeno 30-60 minuti prima di quello che potresti per evitare di fare tutto di fretta fin dai primi minuti del giorno. Questo tempo "cuscinetto" ti permetterà di fare colazione, o di allenarti, o di leggere, o anche solo di processare pensieri ed emozioni, magari attraverso il fare meditazione o lo scrivere un diario mattutino. Questo tempo vacuo ti aiuterà anche a gestire gli occasionali problemi di famiglia (bambini che non vogliono vestirsi per andare a scuola) o problemi di trasporto (treni, auto), cosicché potrai percepire un controllo maggiore della tua giornata e quindi risultare meno ansioso. Quando arrivi sul posto di lavoro con un senso di controllo, serenità e concentrazione, dovrai fare meno affidamento sul bere tanto caffè e ti sentirai anche meno attratto dal mangiare qualcosa di dolce a mezza mattinata.

▶ ***Allenarsi la mattina.*** Questo va a ridurre drasticamente la possibilità che problemi non prevedibili, che molto spesso capitano durante una giornata ricca di impegni, vadano a interferire con il tuo programma di allenamento. Inoltre, allenarsi la mattina presto elimina sin da subito quei pensieri ansiosi legati al trovare del tempo durante la giornata per potersi allenare, specialmente se si è pieni di cose da fare. Inoltre, allenarsi la mattina elimina quell'eccitazione da produzione di adrenalina e di altri ormoni post allenamento che rallentano il prendere sonno.

▶ ***Fare una colazione senza zuccheri aggiunti.*** Se, non appena ci si è svegliati, si ha un primo pasto ricco di zuccheri raffinati e/o farine raffinate (le più comuni sono grano, granoturco/mais, riso e patate), è assolutamente certo che si incomincerà la giornata con un picco della glicemia del sangue. Questo innalzamento rapido della glicemia sarà poi seguito in ordine da: produzione di insulina e diminuzione drastica della glicemia, intensa fame nuovamente per qualcosa di farinoso e zuccherino, conflitto con il dialogo interno per resistere, perdere il conflitto interno, mangiare il cibo comfort, per poi avere un secondo innalzamento rapido della glicemia; e così il ciclo rincomincia. Questo è un ciclo negativo perché fa accumulare grasso corporeo, abbassa le energie mentali e fisiche, rende costantemente affamati e di malumore, e interferisce con la qualità del sonno.

▶ ***Mindfulness e compartimentalizzazione.*** Non importa quanto la giornata che abbiamo di fronte sembri pesante e interminabile; è fondamentale stare calmi, usare la respirazione cosciente per tenere a bada l'ansia, e concentrarsi solamente sulla prossima azione da fare della nostra lista di attività.

▶ ***Evitare di bere caffeina dopo le 14:00*** o almeno 8 ore prima dell'ora di andare a letto (per certe persone sensibili alla caffeina servono anche più ore). Considera anche che molti energy drink contengono caffeina in combinazione con altri ingredienti come Guaranà e/o Taurina, amplificandone gli effetti. La caffeina ha anche un effetto diuretico, facendoci svegliare più volte durante la notte per urinare, andando quindi ad interrompere le fasi profonde del sonno, e quindi, in generale, la qualità del sonno stesso. Oggigiorno si possono usare varie applicazioni per smartphone che registrano quante volte ci si sveglia, sia solo per cambiare la posizione nel letto sia per andare al bagno. È utile mettere a confronto queste informazioni registrate dallo smartphone con il numero di caffè, tazze di tè e energy drink che si bevono durante il giorno.

▶ ***Prendi 15 minuti di sole al giorno, ogni volta che è possibile.*** Non importa che sia estate o inverno; 15 minuti di esposizione alla luce solare, anche solo su braccia e gambe, bastano per produrre sufficiente vitamina D per il giorno. La vitamina D, insieme ad altri effetti benefici, aumenta la qualità del sonno.

▶ ***Durante il giorno stare attivi e continuare a muoversi.*** Passare tante ore seduti su una sedia a guardare lo schermo aumenta il desiderio di cibi comfort ricchi di zuccheri e, quindi, la probabilità che prima o poi si mangino. Come già saprai, questi cibi aumentano rapidamente la glicemia nel sangue, stimolando la produzione di insulina, la quale oltre a far accumulare grasso corporeo, rende (anche) stanchi, febbricitanti e negativi. Tutto questo, alla fine della giornata, influenza la capacità di addormentarsi velocemente.

▶ *Usa sonnellini.* I sonnellini diurni, per quanto brevi, aiutano il cervello a processare e catalogare le nuove informazioni, e spesso anche a trovare soluzioni precedentemente nascoste nel disordine della mente sovraffollata. Come abbiamo visto all'inizio del capitolo, il dormire è necessario per deframmentare e riorganizzare la memoria, liberando spazio mentale e quindi aumentando la capacità e l'acume del pensiero. Ecco perché la maggior parte delle volte, dopo un sonnellino veloce, si è in grado di vedere quelle situazioni, che precedentemente sembravano come incredibilmente complicate, come più facili da capire e risolvere.

▶ *Cena almeno due ore prima di andare a letto.* Anche l'apparato digerente ha un orario per riposarsi. L'andare a letto tardi dopo avere appena mangiato influenza il ritmo naturale del sistema digerente. E il tenere un diario alimentare aiuta a scoprire relazioni e dinamiche tra certi cibi e la qualità del sonno. Per esempio, ci sono persone sulle quali mangiare carne rossa e/o formaggio la sera ha un effetto rinvigorente ed energizzante che interferisce con la loro qualità del sonno. Questo a causa del contenuto di carne e formaggi di certi amminoacidi. Ricorda che la giusta dieta è soggettiva e deve supportare lo stile di vita, non renderlo più complicato, e che tenere un diario alimentare aiuta a scoprire dinamiche, altrimenti invisibili, tra cibo, energie mentali e fisiche, produttività e salute. I migliori supplementi per aumentare la qualità del sonno sono magnesio e vitamina D.

▶ ***Evita l'alcol***. Bere alcol la sera può dare quell'illusoria sensazione di rilassamento di cui si ha bisogno dopo una giornata frenetica. In realtà, si aumentano le probabilità di svegliarsi durante la notte sentendosi ansiosi, per poi trovare difficoltà a riaddormentarsi.

## Avere routine serali per prepararsi a dormire.

Nel capitolo 2 abbiamo visto come le routine sono un potentissimo strumento per ridurre la fatica decisionale e riuscire a completare automaticamente la maggior parte delle azioni ritenute importanti. Alcune routine efficaci utili ad avere un sano riposo sono:

▶ Elimina, o riduci il più possibile, l'uso degli schermi di computer, tablet e televisione, almeno un'ora prima di andare a letto.

▶ Bevi solo bevande senza caffeina. Tisane alle erbe con un cucchiaino di miele di qualità prima di andare a letto ha un effetto magico.

▶ Sdraiati su un tappetino, rilassati, respira e fai stretching leggero. *Toccare il pavimento (o il suolo)* ha un effetto calmante.

▶ Fai una doccia calda o un bagno con sali di magnesio.

▶ Leggi.

▶ ***Vai a letto entro le 22:00***. Il corpo crea un picco dell'ormone cortisolo dopo le 23:00 per tenersi in *allerta*, e dopo quell'ora è più probabile desiderare cibi comfort con zucchero, che causeranno problemi con il prendere sonno.

▶ ***Lascia i problemi e le conversazioni serie fuori dalla camera da letto***. Evita il parlare di problemi di lavoro, o piccole discussioni, una volta che sei nella camera da letto. La stanza da letto dovrebbe essere solamente un posto per farsi le coccole, fare sesso e per dormire.

▶ ***Ottimizza la stanza da letto***. Nel capitolo 1, Spazio Mentale, abbiamo visto come, per facilitare la giornata e tenersi produttivi, sia necessario organizzare l'ambiente circostante in un modo che *ti supporti* e non che *ti ostacoli*. Anche per dormire con la giusta qualità è necessario un ambiente che faciliti il dormire e non che lo ostacoli. La stanza da letto dovrebbe essere:

  ▶ *In ordine*. L'ambiente circostante influisce su come pensi e come ti senti, quindi ha un effetto anche sulla qualità del tuo sonno. Tieni la stanza da letto in un ordine decente, o almeno non in disordine totale.

  ▶ *Silenziosa*. Se la stanza da letto è rumorosa a causa del traffico o della televisione dei vicini, usa dei tappi per le orecchie. Altrimenti puoi usare applicazioni per il telefono cellulare che conciliano il sonno tramite il rumore del mare, della pioggia etc. In quel caso, prima di usarlo, metti l'allarme per la mattina dopo. L'allarme interromperà l'applicazione, cosicché potrai svegliarti all'ora che hai pianificato.

▷ *Nero pece.* Rendila più scura possibile. Blocca tutte le possibili fonti di luce, che sia con una tenda o anche solo con un telo se occorre. Specialmente se vivi in città, l'inquinamento luminoso è un grande problema. Anche le spie luminose degli apparecchi elettrici tengono svegli, e queste sono particolarmente comuni nelle stanze degli hotel: coprile con nastro adesivo scuro. Nel caso non fosse possibile eliminare ogni possibile fonte di luce, allora usa una maschera per gli occhi. Quando la stanza da letto è ordinata, silenziosa e nera pece, è più facile addormentarsi velocemente.

▷ *Aria pulita/ventilata.* Il caldo e l'alta concentrazione di anidride carbonica guastano la qualità del dormire. Anche in inverno, tieni la finestra leggermente aperta per la ventilazione. Nel caso tu vivessi in una città inquinata, potresti considerare l'acquisto di un purificatore d'aria.

▷ *Materasso e cuscino di qualità.* Vale sempre la pena di investire danaro su un materasso e cuscino di qualità che diano il giusto supporto a schiena, collo e testa, per una migliore qualità del sonno, diminuendo la probabilità di svegliarsi con rigidità muscolare.

▷ *Usa una coperta pesante.* Dormire sotto una coperta pesante, nel vero senso della parola, stimola il cervello a produrre sostanze chimiche come la serotonina, la melatonina e la dopamina che favoriscono una buona qualità del sonno.

4

# IL SECONDO CERVELLO



Finora abbiamo trattato varie strategie che gli individui di successo, e quindi pieni di impegni, usano per: tenere libero lo spazio mentale, affidarsi a routine efficaci e incrementare la qualità del sonno. Un altro fattore chiave che ha un diretto effetto sulla qualità degli allenamenti, sulla capacità di tenersi mentalmente lucidi, concentrati e produttivi, durante una giornata impegnativa, è la salute dell'apparato digerente. Quei clienti che, prima della sessione di allenamento, dicono di sentirsi gonfi e di avere problemi allo stomaco/intestino, non potranno eseguire tutti gli esercizi al meglio. Questo perché una persona con ridotta funzione gastrointestinale non può mai rendere al 100%. Il detto dice che *"siamo cosa mangiamo"*, ma io aggiungerei che *"siamo cosa digeriamo"*, poiché non è detto che digeriamo (e assorbiamo) tutto quello che mangiamo. L'avere un apparato sofferente è causa di fatica fisica e mentale, malessere generale e diminuzione della produttività.

● **La salute dell'apparato digerente è un fattore chiave nel tenersi altamente produttivi durante una giornata impegnativa.**

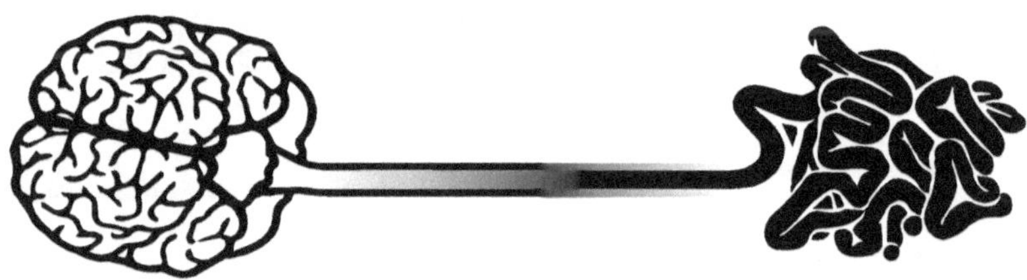

## Un secondo cervello

L'apparato digerente contiene circa 100 milioni di neuroni, in un sistema nervoso che è più complesso di quello del midollo spinale. Inoltre, l'intestino accoglie più neurotrasmettitori del cervello. Oltre il 90% della serotonina si trova nel sistema nervoso enterico (SNE) — il nome scientifico dell'intestino — e molteplici studi dimostrano l'effetto della salute dello SNE sui processi cognitivi, per esempio la connessione tra la sindrome dell'intestino irritabile e l'ansia. Ad oggi vi sono tante ricerche in corso per scoprire le ragioni per le quali persone con autismo, disturbi dell'attenzione, dislessia, disturbi ossessivi-compulsivi, ansia e depressione, hanno in comune un'alta incidenza di problemi gastrici e intestinali, rispetto agli individui generalmente in buona salute.

Non è una coincidenza che la frase "ragionare di pancia" significa "agire d'istinto" quando siamo dubbiosi nel prendere una decisione. O si usi dire "avere le farfalle nello stomaco" quando ci si sente eccitati o nervosi per un evento importante che sta per capitare, come un primo appuntamento romantico, un esame universitario o un colloquio di lavoro. Nonostante possa sembrare che sia la mente che condizioni l'apparato digerente, e che quindi ci sia una connessione monodirezionale tra ansia e diarrea, tra depressione e stitichezza, tra l'essere preoccupati e digerire con difficoltà, in realtà la connessione è bi-direzionale e procede al contrario. Quindi, quando l'apparato digerente non è in salute, influisce sulla salute mentale ed emozionale. E quando questo accade, una giornata già piena di impegni può diventare un calvario lento e infinito che a volte può estendersi nei giorni susseguenti. Questo perché un apparato digerente, anche leggermente ammalato, non si riprende in un paio d'ore. Quando l'apparato digerente rallenta e perde efficienza, la produttività giornaliera diminuisce.

Oltre ad essere la sede di neurotrasmettitori, l'apparato digerente è anche una giungla di microbi che si allineano sulle sue pareti interne. Questa è un'area enorme che, se venisse aperta, potrebbe coprire l'area di un campo da tennis, che è anche oltre 100 volte più grande della superficie di tutta la pelle del corpo umano. Questi microbi (microbiota) sono la vera prima linea difensiva, che ci protegge dai vari agenti nocivi che entrano nel corpo con il cibo e le bevande. Dalla qualità del microbiota e dalle sue patologie dipendono sia la digestione del cibo, che la chiarezza di pensiero, i livelli di energia e la salute in generale.

## Microbi buoni e microbi cattivi

Qualora alcuni microbi cattivi dell'apparato digerente, come quelli della Clamidia e della Candida, prendano il sopravvento sugli altri buoni, questo diviene fonte di problemi. Questi microbi cattivi causano infiammazione intestinale, riducendone la capacità di assorbimento. In generale questo va a sabotare l'efficienza di tutto il sistema, rendendo il corpo più suscettibile a provare disagio e a contrarre malattie. Il fenomeno della *sindrome di alterata permeabilità intestinale* accade quando le pareti dell'intestino perdono la loro funzionalità principale, che è quella di assorbire e immettere nel sistema circolatorio sanguigno i nutrienti post-digestione e, allo stesso tempo, bloccare i residui di cibo non digerito, batteri e allergeni vari che saranno eliminati con le feci.

Quando i batteri cattivi proliferano senza controllo e causano la *sindrome di alterata permeabilità intestinale*, quelle sostanze non digerite, che normalmente non dovrebbero passare attraverso le mura dell'intestino, vengono invece riversate nel sistema circolatorio causando varie risposte di difesa del corpo. Una delle teorie sulle cause dell'aumento nelle ultime decadi delle allergie alimentari in età adulta è proprio l'alterata permeabilità intestinale.

Anche una leggera irritazione dell'intestino, e la sua incapacità di schermare ed eliminare efficacemente tutto ciò che è inutile e dannoso, è causa di irritabilità e ridotta acuità mentale. Inoltre, indebolisce il sistema immunitario e, quindi, rende il corpo più incline ad ammalarsi. Di certo non funzioniamo efficacemente quando la salute dell'apparato digerente non è al meglio. Il suo benessere determina non solo la qualità della salute in generale, ma anche il modo in cui ci sentiamo e prendiamo decisioni durante una giornata ricca di impegni.

Un apparato digerente in salute è in grado di separare i vari componenti presenti nel cibo, di assorbire i nutrienti ed eliminare gli scarti e le tossine. Il fatto che questo processo non subisca rallentamenti non è essenziale solamente per *sopravvivere,* ma nella vita moderna è fondamentale per *supportare* lo svolgersi di una giornata piena di cose da fare, dove rallentare anche di poco significa perdere tempo e opportunità. Invariabilmente, complicazioni durante il processo di digestione/ assorbimento/ eliminazione, sono sintomi di problemi spesso sconosciuti o sottostimati, che possono danneggiare la qualità della vita in maniera più o meno evidente. Reflusso acido, bruciore di stomaco, dermatiti, capelli e unghie fragili, sentirsi costantemente affamati, stitichezza o diarrea sono tutti disturbi molto spiacevoli con cui convivere ogni giorno. Questi disturbi hanno un impatto negativo sulla capacità di prendere decisioni, sulla fiducia in se stessi, sul temperamento, e anche sulla capacità di fare attività fisica e mangiare correttamente.

## Cosa danneggia la digestione, l'assorbimento e l'eliminazione?

### 1) Cibi che danneggiano i microbi buoni e permettono ai microbi cattivi di moltiplicarsi senza controllo.

▶ **Zuccheri raffinati.** Questi sono aggiunti ai cibi confezionati per incrementarne il sapore (soprattutto a quei cibi a basso contenuto di grassi) e per allungarne la data di scadenza (avendo gli zuccheri quell'effetto). Almeno 72 tipi di zuccheri raffinati possono essere trovati nei cibi e nelle bevande pre-confezionati e a lunga scadenza.

Alcuni esempi sono: zucchero di canna, caramello, sciroppo di glucosio, zucchero demerara, destrosio, succo di canna, fruttosio, succo di frutta da concentrato, galattosio, glucosio, sciroppo di mais ad alto fruttosio, lattosio, sciroppo di malto, maltosio, sciroppo d'acero, molasse, zucchero muscovado, saccarosio.

- **Alcool.**
- **Dolcificanti artificiali, coloranti artificiali, conservanti.** Questi sono usati in grande quantità soprattutto nelle bevande leggere analcoliche e "senza zucchero", e nei cibi processati e impacchettati. I più comuni da evitare sono aspartame e glutammato monosodico.
- **Pesticidi.** Spesso presenti nella frutta e nei vegetali non bio.
- **Antibiotici e ormoni.** Spesso presenti nelle carni di bassa qualità e nel junk food.

## 2) Allergie alimentari, intolleranze e sensitività.

Le allergie alimentari sono rapide e severe risposte immunologiche a specifici cibi che causano sintomi come eruzioni cutanee, prurito, difficoltà respiratorie, starnuti, nausea, vertigini e anche convulsioni, immediatamente dopo l'esposizione al cibo allergenico. Nel caso tu avessi una allergia alimentare, lo dovresti sapere, perché i sintomi sono abbastanza evidenti e spesso violenti.

Le intolleranze e le sensibilità invece sono causa di reazioni infiammatorie più miti, per cui sono più difficili da notare e identificare. Capita spesso, anche tutti i giorni, di mangiare un cibo al quale si è intolleranti o sensibili, che porta a soffrire di una serie di sintomi così leggeri, e quindi non abbastanza severi, da far notare che ci sia *qualcosa di sbagliato..* Alcuni dei sintomi possono manifestarsi anche un'ora dopo o il giorno successivo dal consumo del cibo responsabile.

I sintomi delle intolleranze e sensibilità alimentari includono: ridotta capacità di concentrazione, fluttuazioni dell'umore, dolore muscolare e/o articolare, leggero prurito, reflusso acido gastrico, gonfiore addominale, stitichezza, diarrea, congestione nasale, bassa energia e stanchezza, i quali sono tutti sintomi a cui è facile abituarsi, diventando pertanto parte della normalità quotidiana. E quando un problema diventa la norma, si è meno propensi a riconoscerlo come problema e quindi ad attivarsi per risolverlo. Ad ogni modo, la maggior parte delle persone non nota la connessione tra questi sintomi con il cibo che ha mangiato. Per esempio, notare di avere spesso *gli stessi sintomi dopo avere mangiato gli stessi cibi (o dopo aver bevuto le stesse bevande)*, come per esempio: reflusso gastrico dopo aver mangiato dolci e i prodotti da forno fatti con lievito, leggera diarrea dopo aver bevuto latte, stitichezza di tre giorni dopo aver passato il fine settimana a ingozzarsi di pane e pasta, mani tremolanti dopo aver bevuto caffè, sudare eccessivamente dopo aver mangiato carne rossa, o mal di testa dopo aver mangiato formaggio, fatica dopo aver mangiato riso, sentirsi gonfi ed avere eccessiva flatulenza dopo aver mangiato frutta.

Si consiglia di escludere ogni possibile intolleranza o sensibilità alimentare che possa danneggiare il sistema digerente. Ad oggi non c'è un esame completo e riconosciuto dai dottori, che possa essere usato per diagnosticare allo stesso tempo intolleranze e sensibilità alimentari. Tuttavia, io e i miei clienti usiamo la seguente combinazione con un alto livello di accuratezza e successo:

- **Un diario alimentare & energetico** per scoprire ripetitive variazioni dei livelli energetici fisici e mentali, anche in connessione con la qualità della digestione e dell' eliminazione intestinale, causate da cibi mangiati anche alcuni giorni prima. Una volta che si è notata una connessione tra bassa energia e/o cambio di umore con un cibo in particolare, il prossimo passo sarebbe provare una dieta di eliminazione. Questa prevede di eliminare dalla dieta giornaliera il cibo sospetto per almeno due settimane, per poi reintrodurlo mentre si monitorizzano i sintomi. È meglio farlo sotto la supervisione di un dottore.

- **Screening bioenergetico.** Questo test è veloce e non invasivo e veloce, in quanto consiste nel tenere fra le mani due elettrodi per cinque minuti. Il rapporto finale dello screening bioenergetico funziona meglio se letto in combinazione con il diario alimentare & energetico per scoprire azioni e comportamenti che si ripetono, e che sarebbero altrimenti difficili da notare.

È certo che non dovremmo essere ossessionati da tutto ciò che mangiamo. Ciò vuol dire che, occasionalmente, potremmo gioire nel mangiare uno snack pre-confezionato, o qualsiasi cibo che ci faccia sentire felici. È giusto farlo senza sentirsi colpevoli, ma la parola chiave qui è "occasionalmente". La dieta quotidiana deve essere focalizzata sul sostenere uno stile di vita attivo, quindi, senza essere causa di sensazioni corporee, mentali ed emozionali spiacevoli.

## La fame emotiva

Considerando la profonda connessione tra cervello e apparato digerente, è molto importante riconoscere il ruolo delle emozioni in ciò che si mangia. Perché, spesso, il sentirsi affamati per un tipo di cibo in particolare è causato dal voler evitare (o ridurre) quelle emozioni che percepiamo come negative. Lo stress, l'ansia, il senso di colpa causano il desiderare fortemente cibi ricchi di zucchero e/o sale, o alcool. Nonostante la fame emotiva non sia causata da bassi livelli di glicemia o dalla scarsa salute dell'apparato digerente, avrà comunque un effetto negativo sia sulla glicemia che sull'apparato digerente stesso. Nonostante ci si senta di mangiare qualcosa per "premiarsi' o per "diminuire un sentimento spiacevole tramite l'immergersi nell'immediato piacere del cibo", il risultato finale sarà spesso quello di sentirsi colpevoli immediatamente dopo averlo mangiato.

Come riconoscere la fame emotiva da quella "fisica"? La fame emotiva arriva e colpisce come un fulmine a ciel sereno, anziché crescere gradualmente. La fame emotiva porta a ricercare cibo comfort, normalmente ricco di zuccheri, grassi saturi e sale, e non verrebbe soddisfatta da un qualsiasi altro tipo di cibo, come una bistecca e vegetali grigliati. La fame emotiva non solo non fornisce una sensazione di sazietà definitiva, ma in più è seguita da sentimenti di colpa, mancanza di controllo e vergogna.

Se si vuole investigare più profondamente sull'origine di quelle voglie di cibo che arrivano "a ciel sereno", soprattutto per quei cibi che si stanno provando di evitare, consiglio di usare la tecnica WWH.

## La tecnica WWH

Uno strumento potente per identificare la causa emozionale delle misteriose urgenze di mangiare certi cibi comfort è la tecnica WWH: What (Cosa), Where (Dove), How (Come). La tecnica WWH richiede di prendere nota dei seguenti aspetti:

- What? **Cosa** è successo immediatamente prima del desiderare un cibo in particolare?
- Where? **Dove** ci si trovava quando incominciò quel desiderio irrefrenabile?
- How? **Come** ci si sentiva appena prima?

Vediamo un esempio:

Jenny, 28 anni, è una PR Manager nell'industria della musica. Lei soffre spesso di voglie compulsive per il cioccolato al latte. Lei dice che questa fame inarrestabile normalmente arriva in diversi momenti della giornata, e, apparentemente, senza una ragione. Dopo che le chiesi di usare la scheda WWH per una settimana, la sua analisi dettagliata era la seguente:

**Martedì** Jenny ha avuto una voglia alle 10 della sera e ha mangiato tre barrette di cioccolato al latte.

- **Cosa è accaduto immediatamente prima?** Suo figlio di 5 anni non voleva andare a letto.
- **Dove si trovava quando la fame emotiva incominciò?**

Lei era in cucina, dove si recò immediatamente dopo che suo figlio, finalmente, aveva accettato di andare a letto.

▶ **Come si sentì?** Si sentì irritata con suo marito, in quanto permise a suo figlio di stare alzato fino a tardi durante il fine settimana, creando, quindi, una nuova abitudine malsana.

**Giovedì** Jenny ebbe una fame compulsiva all'una del pomeriggio. Mangiò due barrette al cioccolato al latte da un distributore automatico poco prima di una riunione.

▶ **Cosa è accaduto immediatamente prima?** Le era stato detto che sarebbe dovuta rimanere in ufficio per una riunione dell'ultimo minuto con un nuovo possibile cliente. Jenny invece aveva pianificato di andare in palestra a quell'ora. Mentre a causa di quella riunione lei non avrebbe avuto nessun tempo a disposizione durante il resto della settimana a causa di impegni familiari.

▶ **Dove si trovava quando la fame emotiva incominciò?** Era seduta in ufficio mentre aspettava un cliente.

▶ **Come si sentì?** Jenny si sentì irritata. Inoltre, lei sentì come se non avesse nessun controllo sul suo lavoro e sulla sua vita.

Dalla lettura di questi dati, era chiaro che, la causa della fame compulsiva di Jenny per il cioccolato al latte era emozionale: rabbia, frustrazione, tristezza. Una volta che Jenny scoprì le emozioni che causavano la sua voglia per il cioccolato al latte poté incominciare a cercare di cambiare il modo in cui lei reagiva a quelle emozioni, usando i passi chiave che abbiamo visto in C2 – Come eliminare le routine malsane:

1) **Identifica cause e ricompense.** Osserva il tuo comportamento e trova azioni e comportamenti che si ripetono. Diventa consapevole di come tu reagisci in situazioni *a sangue caldo*.

2) **Scegli una reazione prima che accada.** Pianifica in anticipo, per evitare e eliminare le cause che ti rendono vulnerabile.

3) **Ricompensati** con qualche altra cosa.

Quando la causa è emozionale (ansia/tristezza/noia/rabbia) la ricompensa è *interagire con qualcosa di immediatamente disponibile e che sia immediatamente distraente dalla emozione che non si vorrebbe provare*. Per aiutare Jenny, creai la seguente sequenza di decisioni da prendere ogni volta che lei si fosse sentita di mangiare compulsivamente.

Cambiare scenario (lasciare la cucina o la scrivania dell'ufficio, anche se brevemente) per fare qualcosa di più gioioso e stimolante, come andare a passeggiare in un bel posto, parlare con colleghi, chiamare amici al telefono.

Qualora la fame emozionale fosse ancora presente e irresistibile, doveva prima bere un bicchiere d'acqua e poi mangiare il cibo meno "dannoso" tra quelli a disposizione, che, per Jenny in particolare, era un pezzo di una barretta di cioccolato fondente 72% (che avrebbe tenuto sempre nella borsetta per le emergenze) più uno yogurt intero con fragole fresche dalla mensa dell'ufficio.

Non c'è dubbio che la fame emotiva sia difficile da gestire e che spesso possa danneggiare anche la miglior dieta. Non esiste una pillola magica per curare questo mangiare compulsivo, ma solo un approccio razionale e tanta pazienza durante i tentativi di cambiare la maniera con cui si reagisce di fronte a certe emozioni. Questo perché il cibo porta comfort, cioè una sensazione di sicurezza e controllo. Una volta che si comprende quali emozioni attivano le voglie per il cibo, e si diventa consci delle proprie reazioni di fronte a queste emozioni, si potranno solo allora affrontare le cause emozionali, e cambiare le proprie reazioni con efficacia. La tecnica WWH aiuta a fare questo rendendo consci dei propri comportamenti, cause e reazioni. La tecnica WWH aiuta a scoprire quelle cause che sono uniche per ogni persona. È importante che ogni persona scopra quali sono le uniche cause che attivano le proprie voglie per il cibo, poiché *il cibo non dovrebbe mai essere un rimedio a sentimenti generati da problemi quotidiani di lavoro, famiglia e vita sociale.*

Ovviamente certi comportamenti potrebbero essere causati da problemi connessi con significativi eventi personali, eventi anche accaduti molti decenni prima, che, quindi, dovrebbero essere affrontati e trattati da uno psichiatra e/o uno psicologo.

Invece il mio focus come coach non è su **cosa** è **accaduto prima**, ma su cosa posso fare per aiutare i miei clienti **da ora in poi** per raggiungere i loro obiettivi. Sotto questa prospettiva, incoraggio coloro i quali hanno difficoltà a gestire la fame emotiva a tenere a mente due mantra:

- **Siamo filtri**. Tutti noi interpretiamo le nuove situazioni basandoci sia sulle esperienze che abbiamo avuto in precedenza sia su come ci sentiamo al momento. La nostra reazione alle situazioni deriva per l'1% da quello che ci sta realmente succedendo e il restante 99% dipende da come reagiamo ad esse. In altre parole, durante situazioni stressanti, avere la capacità di fare un passo indietro per vedere il quadro in generale, e per mettere le cose sotto la giusta (o un'altra) prospettiva, è importante per aumentare la probabilità di evitare la fame emozionale.
- **Non fare i capricci**. Ogni volta che si ha un desiderio irrefrenabile per un cibo comfort, se potessimo osservare esternamente le nostre azioni, vedremmo noi stessi nelle sembianze di un bambino che sta facendo i capricci per avere dolci, patatine o cibi confezionati.

Personalmente, sono due le cause del mio mangiare compulsivo. La mia prima causa emozionale è la noia. Quando devo lavorare a qualcosa che trovo noioso e poco interessante non riesco a stare lontano dalla cucina. Desidero fortemente snacks salati, come patatine. Per evitare questa situazione, ogni volta che so che dovrò lavorare a qualcosa di estremamente noioso, cercherò di pianificare, anticipando così la mia reazione di fronte allo stimolo emozionale. Riempirò frigorifero, mensole e credenze della cucina solo con cibo che soddisfa la mia dieta, ed eliminerò il cibo che la danneggia (ricorda capitolo 2 "fai che l'ambiente circostante lavori per te e non contro di te"). Cercherò di non lavorare in un bar, o ovunque so che le tentazioni sarebbero troppe da gestire con la sola forza di volontà. Perché essa  è come un muscolo che si stanca con il suo utilizzo.

La mia seconda causa emozionale è l'odore di salsa di pomodoro appena fatta che mi fa sentire "a casa e protetto". Questo perché quell'odore specifico attiva ricordi della mia infanzia quando mia madre faceva il sugo la mattina. Non importa quanto mi senta pieno dopo un pasto: se cammino di fronte ad un ristorante da cui fuoriesce un delizioso odore di salsa di pomodoro, mi sento incredibilmente affamato per qualsiasi cibo per qualsiasi cibo fatto con quel sugo. Questo ha una facile soluzione, che è quella di evitare di camminare in posti come centri commerciali o distretti con ristoranti dove potrei sentire quell'odore.

In generale, i desideri per i cibi comfort sono come onde che vanno e vengono durante la giornata. Qualora io abbia appena mangiato più che abbastanza ma dopo un po' desideri qualcosa che so che *non dovrei mangiare*, allora ho la certezza che la mia fame non è attivata da un bisogno energetico, ma è una fame attivata da un bisogno emozionale. Quando mi capita, prima di tutto bevo comunque un bicchiere d'acqua perché la disidratazione è causa di sintomi simili a quelli dell'essere affamati. In realtà, molto spesso, dopo aver bevuto acqua, quella fame sparisce. Dopodiché, dopo aver bevuto acqua, prendo qualche secondo con me stesso per provare a capire se quel desiderio per il cibo comfort sia causato dall'avere uno spazio mentale sovraffollato, che mi fa sentire sopraffatto e senza tempo per me stesso, durante una giornata piena di impegni. In quel caso, uso la tecnica della respirazione cosciente per rilassarmi e ridurre lo stress. Se la fame emotiva è causata da noia o stanchezza, allora provo a fare qualcosa di più interessante e divertente per tenere la mia mente occupata e creativa. Quando tutto questo non funziona, allora mangio la miglior scelta possibile tra quelle a disposizione.

## STRATEGIE STRONG

▶ Usa una dieta composta per la maggior parte da cibi integrali (più rimangono vicini allo stato naturale e meglio è, quindi meno processati possibile) e biologici. In questo modo riduci ad un minimo il consumo di zuccheri raffinati, dolcificanti artificiali, coloranti artificiali, conservanti, pesticidi, antibiotici e ormoni.

▶ Riduci il più possibile il consumo di alcool, bevi acqua a sufficienza durante la giornata.

▶ Prenditi cura del buon microbioma del tuo apparato digerente (i batteri buoni) mangiando vegetali a basso contenuto di amido e alto contenuto di fibra (broccoli, cavolo, verza, melanzane, zucchine, etc.), sottaceti e cibi fermentati (olive, cipolline, crauti, kimchi, kefir, kombucha, miso, tempeh, yogurt intero).

▶ Usa un diario alimentare ed energetico per scoprire se sei intollerante e/o sensibile a qualche cibo, e, nel caso lo fossi, evita di mangiarlo.

◗ Usa la tecnica WWH per scoprire l'origine della tua fame emozionale.

◗ Quando un desiderio inarrestabile per cibo comfort ti colpisce, allora prenditi una pausa, respira e pensa prima di mangiare.

# 5

# EVENTI SOCIALI

Eventi sociali incentrati sul consumo di cibi e bevande come cene di lavoro, feste e riunioni di famiglia, possono disturbare anche i migliori tentativi di mantenere quello slancio e quella motivazione necessari per riuscire ad allenarsi e a mangiare come si vorrebbe. Questo succede non solo a causa della grande quantità di cibi e bevande malsane servite a questi eventi, ma anche a causa della pressione sociale di dover per forza mangiare e bere in compagnia. Mentre il mangiare può essere gestito e limitato grazie all'uso di certe strategie proattive (anziché reattive!), è sicuramente molto più difficile dire no di fronte a bevande alcoliche letteralmente messe nelle nostre mani da colleghi e amici che si aspettano che beviamo con loro. Specialmente in paesi come la Gran Bretagna, dove il bere alcol è profondamente radicato nella società come un modo di socializzare, questa pressione è molto difficile da gestire.

In generale il bere alcol si accompagna sempre con due tipi di pressione sociale:

▸ Pressione sociale diretta, quando qualcuno ci offre direttamente qualcosa da bere.

▶ Pressione sociale indiretta, quando ci sentiamo tentati di bere solo per il fatto di essere in compagnia di persone che stanno bevendo, anche senza nessuna offerta diretta.

La pressione sociale diretta e quella indiretta generano un effetto negativo anche su quegli individui con una forte motivazione e forza di volontà. Quando nell'agenda sono previsti diversi eventi sociali di questo tipo, per molti giorni uno dietro l'altro, la capacità di qualsiasi persona nel tenere salde le proprie decisioni e affidarsi alla propria forza di volontà per dire *"No, grazie"* diminuisce. E questo capita specialmente nelle ultime ore di una giornata ricca di impegni, durante la quale si sono consumate già tante energie mentali e fisiche. Il rischio è quello di rallentare e perdere il controllo sulle proprie decisioni, incominciando così a mangiare troppo e a bere più alcol del solito; questo porta a un circolo vizioso che normalmente dura per alcuni giorni, e a volte settimane.

Analizzando i dati acquisiti per più di vent'anni durante il mio lavoro, posso notare come il 7% delle sessioni cancellate dai miei clienti sia dovuto a postumi da sbornia. La maggior parte delle volte il bere in eccesso accade ad eventi di lavoro, feste con amici o cene di famiglia. È chiaro quindi che, per una persona con uno stile di vita intenso che voglia essere costante sia con la dieta che con l'attività fisica, è fondamentale gestire al meglio la quantità di alcol assunta a questi eventi sociali. Se è vero che le nostre azioni riflettono le nostre priorità, allora non c'è dubbio che, per ogni evento sociale, ci dobbiamo preparare esattamente come se dovessimo presentare un progetto ad una riunione di lavoro. Normalmente mi si dice che non si vuole che la propria vita privata e/o sociale venga vissuta come "essere a lavoro", ma sfortunatamente il mangiare in eccesso e bere alcol non possono essere affidati solamente al "vediamo come mi sentirò stasera". Questo vale specialmente nel caso in cui il giorno successivo sia pieno di cose da fare e probabilmente il tempo a disposizione per allenarsi sia limitato.

● **Impara ad usare varie strategie per ogni evento sociale che è incentrato sul consumo di cibo e bevande.**

Le seguenti strategie sono quelle che dopo diversi anni ritengo essere le più efficaci per i miei clienti (o tutte quelle persone) che desiderano mantenere la giusta spinta e costanza con la loro dieta, senza compromettere il loro stile di vita. Non ho dubbi sul fatto che più tu applicherai queste strategie, più diventeranno routine automatiche, e quindi ti sembrerà di metterci sempre meno sforzo e attenzione.

## Strategie Strong per eventi sociali incentrati sul consumo di cibo

▶ Se l'evento è un pranzo o una cena da seduti in un ristorante, è fondamentale controllare online il menù del ristorante prima di andarci. Quando si sa già cosa ordinare è più facile seguire il proprio piano di azione, senza scegliere impulsivamente qualcosa che comprometterebbe la dieta.

▶ Qualora l'evento fosse un buffet, sarebbe difficile resistere di fronte al piatto di mini salsicce nel caso in cui ci venisse offerto direttamente, specialmente quando succede di fronte ad altre persone che ne hanno assaggiato già alcune e ora ci guardano aspettando che facciamo lo stesso per condividere l'esperienza. In questo tipo di eventi la miglior strategia è servirsi da soli appena arrivati senza aspettare che camerieri o amici lo facciano per noi.

▶ Nel caso sapessimo che il cibo che ci sarà servito non è quello che dovremmo mangiare per tenerci in salute, allora sarebbe meglio non andarci affamati. Quindi è necessario mangiare qualcosa prima di andare all'evento, per diminuire il rischio di avere tentazioni anche prima che arrivino. Inoltre bisognerebbe sempre arrivare all'evento sociale ben idratati, per minimizzare quelle sensazioni che la deidratazione ha in comune con la fame. Quindi è importante bere un bicchiere d'acqua poco prima di arrivare, o immediatamente appena arrivati.

▶ Fare attenzione agli occasionali *spacciatori di cibo*. Gli spacciatori di cibo sono quelle persone che provano a farci assaggiare il cibo che stanno mangiando, o che hanno cucinato. Di solito questo loro insistere è seguito, sin dal nostro primo boccone, dal continuare a fissarci intensamente con occhi sgranati, finché non daremo loro il nostro parere culinario. Lo so, è molto strano. La miglior strategia è dire con voce gentile ma ferma: *"Wow, sembra delizioso. Vorrei tanto mangiarlo, ma ora ho lo stomaco abbastanza pieno. Magari tra un po'. Grazie."*

▶ Per qualche ragione, ridurre il consumo di determinati cibi per incrementare la produttività al lavoro, o per prepararsi per una competizione sportiva, sono ragioni (o scuse) più socialmente accettate rispetto a quella di migliorare la propria salute. Forse perché il concetto di salute è abbastanza astratto per i più, in quanto essa come concetto è difficile da visualizzare e da percepire, questo finché non la perdi. Pensaci su: realizziamo quanto eravamo in salute solo quando ci ammaliamo, seppure anche leggermente, e in quell'istante apprezziamo quanto fossimo in salute prima della malattia.

Ecco perché quando ad un evento sociale si dice che si vuole mangiare meglio (o bere meno alcol) per migliorare la propria salute, si viene spesso guardati con altezzosità, cinismo e anche sospetto. Quando invece si dice qualcosa come: *"Da quando ho ridotto zucchero e farine raffinate sento la mente più limpida e il corpo più in forze"* o *"Mi sto preparando per una competizione di triathlon/boxing/nuoto."*, allora si viene guardati con più ammirazione e rispetto.

Fornire delle ragioni che sono giustificate da un obiettivo, o finalizzate su un risultato, è più efficace di dire: *"Non voglio mangiare questo perché non è salutare per me."* Quando facciamo visualizzare agli spacciatori di cibo (o di alcol) qualcosa di tangibile, qualcosa che stiamo cercando di ottenere con grande impegno, allora saranno più propensi a sostenerci e supportarci anziché farci deragliare e fallire.

Siamo ad una cena di famiglia e abbiamo già riempito il nostro piatto con tacchino e vegetali alla griglia. Il nostro piano per quel giorno è evitare il più possibile di mangiare carboidrati e al momento ci stiamo riuscendo, ma dopo cena, all'improvviso, zia Maria ritiene che dobbiamo assaggiare la sua *torta speciale*. Quindi, con molta insistenza ci porge un piattino con una fetta, di fronte alla quale si può rispondere:

*"Vorrei tanto poterla mangiare. Ma sembra così deliziosa che non riuscirei ad averne solo una fetta! Guarda, meglio che non incominci neanche!"*

Nel caso lei insistesse e ci trovassimo davanti alla fetta di torta con lei che ci guarda aspettando, per evitare un conflitto, la soluzione migliore è aspettare il più possibile, perché prima o poi zia Maria si distrarrà per qualche motivo, magari assorbita in una conversazione con un altro componente della famiglia, o anche solo per alzarsi dal tavolo per prendere qualcosa dalla cucina. In quel caso occorre provare immediatamente a rimettere la fetta di torta nel posto d'origine. Questo funziona quasi sempre, ma deve essere fatto velocemente e senza insicurezze. Zia Maria non se ne accorgerà e in questo modo eviteremo di urtare i sui sentimenti.

Ma nel caso zia Maria non si distragga, e anzi continui ad osservarci e aspettare che noi proviamo anche "solo un morso" della sua famosa torta, allora, per evitare un conflitto, si può assaggiare la torta e annuire mostrando immenso piacere. Da quel punto in poi zia Maria sposterà la sua attenzione su qualcun altro e in quell'istante potremo offrire il resto della fetta, in silenzio e solo con uno sguardo, a qualche parente che sappiamo non rifiuterà la nostra offerta.

In generale so che non è facile, soprattutto in Italia, dove la pressione sociale sul cibo è più forte che in ogni altra parte del mondo in cui ho vissuto e che ho visitato. È difficile dire di no, sia perché il cibo è delizioso, sia perché il mangiare tutti insieme è parte integrante della società. Le persone si aspettano che si assaggi tutto e che poi si dia il proprio parere con fare serioso ed esperto su ogni singola portata. Ad ogni modo, ho dovuto imparare a dire "No, grazie" con un tono di voce calmo e sicuro, sorridendo e tenendo contatto con gli occhi con un fare che non mostri nessuna incertezza.

## Strategie Strong per eventi sociali incentrati sul bere

▶ Tra 30 minuti e un'ora prima dell'evento sociale, in accordo con la propria dieta, è utile mangiare qualcosa contenente grassi salutari come omega-3, omega-6, omega-9: pesci oleosi, carne, uova, formaggio, noci, semi, avocado, olio extravergine di oliva, olio di lino, olio di cocco. I grassi vengono digeriti più lentamente rispetto a carboidrati e proteine, quindi ritarderanno anche l'assorbimento dell'alcol che verrà ingerito dopo il pasto. È fondamentale bere tanta acqua, perché *più si è idratati e meno velocemente ci si sentirà ubriachi.*

▶ The Night Saver (Il Salvatore della Notte). Ho imparato questa strategia da Ben, quarantunenne, agente di attori cinematografici a Los Angeles. Lui si affida al Salvatore della Notte in quanto esce ogni sera per presenziare vari eventi sociali come cene di lavoro e premiazioni, e per questo motivo deve saper gestire l'assunzione dell'alcol. Per questo, appena arrivato all'evento, Ben va direttamente al bar nella maniera più naturale possibile e ordina un bicchiere d'acqua con ghiaccio e lime, con una cannuccia. Quello è un Night Saver, e fa finta di essere una bevanda alcolica, come una Vodka con soda, o un Gin con un tonico. Non appena ha finito il suo Night

Saver, si congeda dalla persona con cui sta parlando con una scusa, per esempio per andare ai servizi igienici, e va al banco bar ad ordinarne un altro.

▶ Qualora ad un evento sociale si abbia pianificato di bere due o tre bevande alcoliche, è bene ordinare un Night Saver tra il consumo delle due bevande alcoliche stesse. Per quanto riguarda la scelta delle bevande alcooliche, meglio scegliere *una misura di alcol di qualità* più *un tonico con meno zucchero possibile*. Il miglior alcol da bere è quello altamente purificato durante la distillazione, e quindi senza zuccheri, solfiti o conservanti aggiunti. Quindi, spiriti come Vodka, Tequila, Gin e Whisky sono meglio di champagne e vino, e sono molto meglio di birra e sidro. I miei preferiti sono:

- Vodka purificata a distillazione tripla, con succo d'arancia fresco (non da concentrato, per ridurre il più possibile la quantità di zucchero).
- Gin con soda o acqua tonica, con lime.
- Mojito, senza zucchero. Per qualche ragione i baristi trovano difficoltà o oppongono resistenza nel cambiare la ricetta di una bevanda o cocktail e spesso rispondono che "non è possibile". Ma io insisto sempre fino ad ottenere ciò che voglio.

▶ All'evento sociale bisogna continuare a bere lo stesso tipo di alcol. Più si mischiano diversi tipi di alcol, confondendo e aggravando così la capacità del corpo di filtrare le tossine prodotte per metabolizzare le bevande alcoliche, più si ha la probabilità di ubriacarsi e perdere il controllo sulla quantità che si sta bevendo, e più dolorosa e interminabile sarà la mattina successiva. Se si incomincia la serata con la Vodka, è bene continuarla con la Vodka. In particolare, è meglio non mischiare la Tequila con altri spiriti.

Se qualcuno ci porge una bevanda alcolica e ci sentiamo in trappola, è importante non farsi prendere dal panico. Occorre respirare, sorseggiare una volta, sorridere e continuare ad intrattenere la conversazione per qualche minuto. Alla prima occasione bisogna provare a congedarsi con una buona motivazione come: "Scusami, vado due secondi a salutare qualcuno, sto tornando!" e non appena si trova una superficie dove posare il bicchiere, bisogna agire senza che la persona con la quale si stava parlando se ne accorga. Il prossimo passo è ordinare un Night Saver per poi riprendere la conversazione. Se invece per qualche ragione si trovi difficile lasciare quella conversazione e ci si ritrovi con una bevanda alcolica tra le mani senza saper cosa farci, è utile tenere a mente che, non appena si incomincerà a sentire il primo *eccitamento* (o stordimento) alla testa, allora vorrà dire che il sistema di disintossicazione del corpo è sovraccarico e quindi si sta per essere sopraffatti dagli effetti dell'alcol. In poche parole ci si sta ubriacando e si *avrà poco tempo a disposizione per reidratarsi*. Occorre scusarsi e congedarsi immediatamente, per poi dirigersi velocemente verso i servizi igienici. Puoi versare il contenuto della tua bevanda alcolica nella toilette, ed eventualmente riempire il bicchiere con acqua di rubinetto (o andare al banco bar per ordinare un Night Saver).

In generale è meglio essere *proattivi* anziché *reattivi*, e quindi bisogna considerare questi due fattori chiave:

**1) IDRATAZIONE:** l'acqua è essenziale per eliminare le tossine delle bevande attraverso le urine, e per questo processo di disintossicazione il corpo umano preferisce usare primariamente l'acqua che si beve. In caso di deidratazione sostenuta senza l'assunzione di acqua, il corpo umano userà l'acqua presente negli organi del corpo. Ecco perché quando siamo deidratati per troppo tempo, anche il cervello incomincia a perdere acqua e quindi è facile perdere acuità mentale, col risultato che diventa più difficile attenersi al piano originario con determinazione e forza di volontà. Per rimanere idratati è necessario:

- Bere tanta acqua durante il giorno dell'evento.
- Bere alcuni Night Saver durante l'evento.
- Bere acqua appena rientrati a casa. Ciò faciliterà la disintossicazione durante il sonno e ridurrà così gli effetti rallentanti dell'alcol su mente e corpo la mattina successiva.

**2) VELOCITÀ:** qualora si decida di bere qualcosa di alcolico senza usare i Night Saver, ma si voglia comunque evitare di rimanere a letto tutto il giorno successivo, allora la velocità con cui si beve è fondamentale. Come ho imparato dal mio cliente Alex, fondatore di una compagnia tecnologica nella Silicon Valley: bere birra dalla bottiglia anziché dal bicchiere. Perché non solo si beve più lentamente dalla bottiglia che dal bicchiere, ma anche perché, in questo modo, colleghi e amici sono meno inclini a notare quanta birra sia rimasta nella nostra bottiglia, e quindi sarà meno probabile che ce ne porteranno un'altra *ogni volta* che finiranno le loro, influendo sulla nostra *velocità* di bere. Imparare a tenere la propria velocità con il bere senza lasciare che nessun altro la acceleri è essenziale per tenere il controllo sulla serata.

## Quando la notte cambia direzione: successo o disastro?

▶ Evita definitivamente **shots time** (o qualsiasi forma d'alcol contenuto in un bicchierino, che normalmente si beve tutto d'un sorso) perché sono i killer delle migliori intenzioni. Capita molto spesso che, avendo pianificato per un evento sociale in particolare di non bere o di avere solo un drink, ci si stia tranquillamente riuscendo. Ma questo fino a che qualcuno, spesso un caro amico o un buon collega, decide che è "*Shots time!*"



Il modo in cui si gestirà questa situazione farà la differenza tra il successo e il disastro...

▶ Esito / Conclusione 1: Svegliarsi la mattina dopo sufficientemente freschi da tenersi produttivi e fare tutto ciò che si aveva programmato, inclusi allenarsi e mangiare bene. SUCCESSO!

▶ Esito / Conclusione 2: Svegliarsi la mattina dopo trovando grandi difficoltà nell'alzarsi dal letto, per poi passare una giornata improduttiva e interminabile, durante la quale ci si sentirà attratti da cibo comfort, e troppo stanchi per allenarsi. Questa condizione di stanchezza generale durerà normalmente per qualche giorno, rallentando quindi lo slancio (o la spinta) che si aveva con gli allenamenti e la costanza con la giusta alimentazione. DISASTRO!

Nonostante chiunque sceglierebbe Esito 1, in realtà, è problematico evitare Esito 2. Una volta che i bicchierini sono allineati di fronte a noi, e ognuno ne prende uno, guardandoci e sorridendoci l'un l'altro, diventa difficile bloccare la nostra mano che sembra che si muova quasi in automatico per afferrare lo shot. Dire *"No, non voglio"* a persone con cui si è emozionalmente connessi è più difficile che dirlo a degli sconosciuti. Questo perché a causa delle sue ampie implicazioni sociali, la pressione esercitata dalle persone che ci sono vicine è difficile da gestire. Quindi, non appena si sente "Shots time!" è meglio ritirarsi velocemente dalla scena o essere forti abbastanza mantenendo salda la propria decisione. Dire: "No, grazie, non ne voglio stasera" con voce ferma e un sorriso disarmante.

Ma qualora ci si stia per arrendere e cedere, cosa che capita a tutti senza eccezioni, non importa quanto si sia decisi e motivati, in quelle situazioni può essere d'aiuto usare strategie molto personali. Per esempio tenere a mente qualcosa che normalmente ci faccia sentire molto a disagio. Per me, quando sento che sto per cedere con il dire "NO" per un certo cibo o bevanda, provo ad immaginare quella sensazione fastidiosa della *mia camicia preferita,* quando, in quei periodi in cui metto qualche centimetro di grasso sulla zona addominale, la sento troppo stretta sul mio addome. Questa strategia funziona quasi sempre per me, ma tu devi trovare ciò che funziona per te.

# 6
# RESISTENZA AL CAMBIAMENTO

Sin dalla infanzia, mi è stato insegnato quanto sia fondamentale avere pazienza per ottenere risultati nel lungo termine. Mi è stato insegnato ad essere lungimirante e quindi riuscire a scrutare l'orizzonte per vedere oltre il momento immediato. Questo non deve sorprendere perché è una mentalità che trae origine da una tradizione contadina, la quale richiede pianificazione, pazienza e duro lavoro per spaccare la terra, ararla, piantarci i semi e aspettare il momento giusto per raccoglierne i frutti. Questa mentalità si è poi rafforzata ancora di più durante il resto della mia vita, attraverso le esperienze fatte da atleta, in molteplici discipline sportive, da studente universitario, da *personal trainer* e da *productivity coach*. Durante il mio percorso ho incontrato, interagito e lavorato con persone che hanno ottenuto un notevole livello di successo con la loro carriera lavorativa, con la loro vita privata e sociale, con il loro benessere fisico. Ma non ho mai incontrato nessuno che abbia raggiunto questo livello di successo da un giorno all'altro. Questo perché il raggiungimento del successo è un processo graduale, quindi una lunga serie di piccole vittorie per ottenere minimi ma costanti miglioramenti. Giorno dopo giorno, anno dopo anno.

Di seguito metterò insieme le informazioni e i concetti dei precedenti cinque capitoli e introdurrò uno strumento che è sottovalutato o spesso non conosciuto. Questo strumento è fondamentale per ogni persona che voglia riuscire a portare a termine tutte le cose importanti durante una giornata ricca di impegni, compreso il seguire con costanza un programma di allenamenti e mangiare come si vorrebbe. Ma prima mostrerò una breve panoramica sul mio mondo, seguita poi da una veloce parte concettuale.

I miei clienti qualche volta mi invitano alle loro feste private, a cene di gala, a colazioni con champagne e caviale, alle premiere dei loro film. Per me è sempre positivo e rinfrescante vederli divertirsi in compagnia delle loro famiglie, amici e colleghi di lavoro. Durante questi eventi ho anche l'opportunità di intrattenere conversazioni con altre persone che hanno avuto un considerabile livello di successo nel loro campo d'interesse, che sia il mondo del cinema, della musica, della finanza o dell'imprenditoria. A causa della natura del mio lavoro, durante quasi ogni conversazione, prima o poi si incomincia a parlare di allenamenti. Di solito queste persone mi dicono che stanno cercando di migliorare sotto qualche aspetto, che sia semplicemente dimagrire o incrementare la resistenza cardiaca per qualche competizione.

E qui arriva la parte interessante, perché, inevitabilmente, queste persone lamentano di non essere soddisfatte dei risultati ottenuti in passato durante i precedenti tentativi. Ma nonostante questo, affermano, con sorprendente sicurezza, che ci riproveranno ancora, raggiungendo stavolta gli obiettivi prefissati. Aggiungono, inoltre, che la prossima volta ci metteranno *più impegno e costanza*.

Normalmente, a questo punto della conversazione, per quanto provi a trattenermi con tutte le mie forze, inevitabilmente non resisto e chiedo:

● **Hai pensato alle ragioni per le quali finora non hai ottenuto i risultati desiderati? Hai identificato tutti gli ostacoli che hai dovuto affrontare durante i tuoi tentativi precedenti? E, nel caso non lo avessi fatto, perché pensi che questa volta il risultato sarà diverso?**

Normalmente queste tre domande causano un mix di sorpresa, confusione e imbarazzo. A volte rabbia. Ma dopo qualche momento la persona con cui sto parlando prova a riprendere il controllo affermando che *questa volta sarà diverso*, dal momento che ci *metterà più impegno*. Ho una buona memoria, che mi fa ricordare visi e conversazioni per anni, e quindi, quando incontro la stessa persona, anche dopo tanto tempo, ricordo di cosa si era parlato l'ultima volta. Quindi chiedo se abbia ottenuto l'obiettivo di cui avevamo parlato la volta precedente. Il più delle volte la risposta è un imbarazzante "No…"

Nonostante nel corso di oltre vent'anni abbia avuto questo tipo di conversazione dozzine di volte, se non centinaia, ogni volta rimango sorpreso, come se fosse la prima volta. Questi sono individui altamente capaci e motivati, che tendono a pianificare la propria crescita personale, la carriera e la vita familiare nei più piccoli dettagli. Ciò che mi colpisce più di ogni altra cosa è la differenza di mentalità che queste persone di successo hanno verso ogni aspetto della loro vita (come il lavoro e quello della vita familiare), ma, spesso, la stessa mentalità non viene utilizzata per gestire i gli allenamenti e l'alimentazione. Questo nonostante loro siano consapevoli che qualsiasi risultato che perduri nel tempo richieda pianificazione, impegno costante e capacità di gestire problemi inaspettati. Loro conoscono la regola universale:

## Il Cambiamento crea Resistenza

È semplicemente la terza legge del movimento di Newton. Questa legge ci dice che ogni azione provoca una reazione uguale e (nella direzione) contraria. Ecco perché, dal momento che ogni cambiamento di routine richiede di cambiare anche le più piccole abitudini, ne deriva che più grande (e veloce) è la magnitudine di questo cambiamento e più forte sarà la resistenza che si dovrà affrontare. Quindi la probabilità di ottenere il cambiamento che si desidera dipenderà da come si riuscirà a gestire la resistenza che verrà generate durante il tentativo di modificare i propri comportamenti e abitudini.

Quando i produttori cinematografici programmano la realizzazione di un film con scadenze ben definite e un piano di lavoro scritto nei più piccoli dettagli, sanno che ci saranno cambiamenti da dover fare dovuti a molteplici variabili come: condizioni meteo, malfunzionamento degli apparecchi di ripresa, malattie o infortuni del cast (attori, truccatori, elettricisti etc.). E poi, durante la post-produzione (montaggio, doppiaggio, effetti sonori, etc.) ci saranno altri problemi da affrontare. Quindi produrre un film è un processo durante il quale le aspettative dovranno essere costantemente modificate a causa di problemi più o meno inaspettati e/o prevedibili. Si cercherà quindi di prevedere ogni possibile problema e trovare ogni possibile soluzione in anticipo. Un film è il risultato di un processo determinato da tanto lavoro di programmazione, aggiustamento e pazienza.

Ma come detto poc'anzi, è interessante notare che, quando si tratta di dieta e allenamenti, questi produttori, non tendono ad utilizzare la stessa mentalità. Nonostante essi siano consapevoli che più grande è il cambiamento che cercano di ottenere, e più grande sarà la resistenza che dovranno affrontare. Nonostante tutto, quando si tratta di allenamenti e nutrizione, non si aspettano problemi e imprevisti, e quindi non si preparano a gestirli con strategie efficaci. Per qualche misteriosa ragione si aspettano di cambiare un intero regime di abitudini, allenamenti e dieta in pochi giorni. Dal momento che non si prendono del tempo per identificare quegli ostacoli che li avevano frenati in passato, durante i precedenti tentativi di raggiungere i loro obiettivi, la probabilità di fallire nuovamente è alta, se non certa. Durante le mie conversazioni con queste persone di successo, ho scoperto che la ragione principale è che non vogliono che l'allenarsi e il mangiare *diventino come lavorare*. Questo è causato dal fatto che, siccome il loro lavoro è già abbastanza stressante, prosciugandoli di energie mentali nella fase di pianificazione, cercano di affidarsi solo alla propria ispirazione e forza di volontà per mantenersi costanti negli allenamenti e nel mangiar sano. Si rifiutano di pianificare come invece fanno con il loro lavoro.

Tuttavia, nel corso del libro, abbiamo visto come né l'ispirazione e né la motivazione tengano la stessa forza e costanza durante il giorno, quindi immaginiamo nel corso di una settimana o di un mese. Gran parte della motivazione che ci spinge a fare qualcosa dipende da quanto spazio mentale abbiamo a disposizione. Per esempio, amo cucinare, per me è pura gioia e rilassamento, anche nei più piccoli dettagli come tagliare vegetali e marinare la carne. Ma quando sono stanco mentalmente, tormentato da pensieri vorticosi e ansiosi, allora sento ogni aspetto del cucinare come un compito noioso. Allo stesso modo amo allenarmi, ma quando ho poco spazio mentale anche solo incominciare il riscaldamento diventa una forzatura. Nel capitolo 1 abbiamo visto come avere spazio mentale a disposizione è necessario per sentirsi ispirati e motivati nel fare qualsiasi cosa. Questo è necessario ma non è sufficiente, soprattutto quando ci si trova ad affrontare i diversi tipi di *resistenza al cambiamento*. Il modo in cui la resistenza ai tentativi di cambiamento delle abitudini dell'allenarsi e del mangiare si manifesta è soggettivo per ogni persona. I tipi di resistenza più comuni sono:

**1. Resistenza *fisiologica*.** Il corpo reagisce con un alto grado di resistenza fisiologica a ogni tentativo di cambiamento che sia troppo veloce e troppo intenso. In poche parole, il corpo tende a mantenere la sua omeostasi, che è uno stato di equilibrio ottimale tra energia consumata ed energia spesa. Con il tempo il corpo si abitua al suo stato attuale, non importa quanto questo sia poco funzionale (o anche malsano); ogni improvviso cambiamento che vada ad intaccare quell'equilibrio raggiunto sarà combattuto pur di mantenere lo stato corrente. Quindi ogni volta che facciamo qualcosa che va ad alterare l'omeostasi, per esempio con un nuovo regime di allenamenti intensi, che sia per incrementare molto rapidamente la massa muscolare o perdere molto rapidamente il grasso corporeo, il corpo si opporrà a questo tentativo di cambiamento radicale dell'omeostasi stessa. Il corpo cercherà di mantenere il precedente equilibrio energetico, lavorando pertanto duramente per ostacolare i nostri tentativi di cambiamento. Quindi ad ogni tentativo di cambiamento, ci ritroveremo ad affrontare almeno una minima resistenza al tentativo di cambiamento stesso. Questo sarà determinato dalla sua velocità e intensità, andando a definire il grado di questa resistenza. Ecco perché spesso, alcuni giorni dopo che si è cambiato il modo in cui ci si allena e si mangia, è normale sentirsi più affamati, più inclini a rapidi cambiamenti di umore, oltre ad essere fisicamente più tesi e rigidi. È proprio durante questi giorni che è più facile arrendersi.

## 2. Resistenza *comportamentale e psicologica*.

Nel capitolo 1, abbiamo visto come l'avere uno spazio mentale sovraffollato aumenti le probabilità di desiderare cibo e bevande comfort. Nel capitolo 2 invece, abbiamo discusso come spesso le persone cerchino di affidarsi solamente alla loro forza di volontà per resistere all'impulso di consumarli, anziché focalizzarsi su ciò che attiva quei desideri. A tutto questo occorre aggiungere anche il fatto che ogni tentativo di cambiamento caratterizzato da forte velocità e intensità creerà non solo diverse forme di resistenza fisiologica, ma anche psicologiche ed emozionali, che sono difficili da identificare. Per questo ci si sente quasi spesso a dover combattere contro forze invisibili e misteriose. Esattamente come il corpo, anche la mente ha un approccio conservativo in termini di energia, pertanto preferisce affidarsi sempre alle stesse abitudini giornaliere, con il minimo cambiamento possibile. Ricorda che ogni cambiamento ha un costo energetico. Improvvisi e intensi cambiamenti concernenti l'attività fisica o la dieta, causeranno una grande resistenza comportamentale e psicologica. Ecco perché quando ci sentiamo quasi come *spinti con eccessiva fretta* verso un nuovo modo di mangiare, o verso una nuova tabella di allenamenti che prevede l'alzarsi presto la mattina per andare in palestra, spesso ci troviamo a chiederci *"Perché sono qui? Perché lo sto facendo? Che senso ha?"*

**3. *Pressione sociale*.** Durante la mia carriera, ho potuto osservare molti clienti sprecare preziosa forza di volontà per resistere a quella pressione sociale verso il mangiare e il bere che c'è spesso agli eventi sociali, come abbiamo visto nel capitolo 5. In aggiunta a questo, c'è un altro tipo di pressione sociale che è particolarmente difficile da affrontare e gestire, derivante dal proprio partner che si comporta in modo strana, quasi a voler ostacolare (se non sabotare) il piano di allenamenti e la dieta. I risultati migliori che ho avuto sono stati quelli con quei clienti che erano incoraggiati e sostenuti dai loro partner, mentre i risultati meno entusiasmanti sono capitati con quei clienti i cui tentativi di mettersi in forma erano in qualche modo ostacolati dai loro partner.

**4. Resistenza *ambientale e logistica*.** Freddo o caldo intensi, umidità e pioggia pesante sono alcuni esempi di fattori ambientali che potrebbero intralciarci e scoraggiarci dall'allenarci all'aperto. Per esempio, quando mi capita di andare qualche giorno a Singapore per lavoro, e per qualche motivo l'aria climatizzata della palestra dell'hotel non funziona, mi ritrovo a dover gestire 31 gradi di caldo e 90% di umidità; sia che mi alleni all'aperto che al chiuso. Mi alleno comunque, facendo un allenamento per la forza anziché cardiovascolare, cercando quindi di tenere un ritmo basso per evitare di perdere troppa acqua attraverso la sudorazione, e stare idratato il più possibile bevendone abbastanza. Un altro esempio è la resistenza logistica derivante dal limitato (se non nessuno) spazio e/o dalla carenza degli attrezzi a disposizione in una palestra all'ora di pranzo, la quale probabilmente è l'unico momento della giornata in cui possiamo allenarci. In tutte e due i casi, sapere come allenarsi a seconda delle condizioni (caldo/umidità o uno spazio ridotto e/o senza attrezzi) è fondamentale.

**5. Resistenza creata dalla *competizione tra multipli obiettivi e priorità*.** Assumiamo che l'obiettivo sia perdere grasso corporeo. Quindi l'obiettivo è cambiare da un peso corporeo attuale di 80kg (con 22% di grasso corporeo) a un peso corporeo di 75kg (con 19% di grasso corporeo). Chiameremo questo obiettivo A. Assumiamo anche che nient'altro sia più importante nella vita e che si siamo pronti a fare qualsiasi cosa per raggiungere l'obiettivo A. In questo scenario, ogni decisione che prenderemo durante la giornata sarà una scelta binaria che ci porterà più vicino o più lontano dal nostro traguardo (obiettivo A). Quindi:

## Situazione attuale: 80Kg ←DECISIONE→ Obiettivo A:75Kg

Per esempio, siamo in aeroporto aspettando di imbarcarci. Abbiamo solo qualche minuto per comprare qualcosa da mangiare, e le scelte disponibili al caffè più vicino agli imbarchi sono: un panino con la maionese al tonno o un piattino con salmone e vegetali. È una scelta semplice che ci farà avvicinare o allontanare dal nostro obiettivo perdi-grasso. Mangiare il panino con maionese al tonno ci porterebbe più lontano dal raggiungere l'obiettivo A, mentre mangiare il salmone con vegetali ci farebbe avvicinare all'obiettivo A medesimo. È una scelta binaria e diretta. Ma la realtà della vita quotidiana è più complessa, ed è piena di molteplici obiettivi e priorità. Ecco perché ogni giorno dobbiamo prendere dozzine di decisioni che ci porteranno più vicini a certi obiettivi e, allo stesso tempo, più lontani da altri. Molto spesso quelle decisioni si scontreranno anche con delle nuove priorità che cambiano durante le giornate, le settimane, i mesi e così via.

I vari conflitti tra obiettivi e priorità creano confusione, incrementano stress e ansia. Questo determina una drastica diminuzione della nostra ispirazione, motivazione e perseveranza. Per esempio, assumiamo di avere non solo un obiettivo ma due. L'obiettivo A è ancora quello di perdere grasso corporeo. L'obiettivo B è quello di venire promossi al lavoro entro la fine dell'anno. Oltre ad avere due obiettivi, abbiamo anche due priorità: la prima è passare più tempo con i nostri figli ogni sera prima che vadano a letto (Priorità 1) e la seconda è passare più tempo con il nostro partner (Priorità 2).

Ora è mercoledì sera, e dopo una lunga giornata trascorsa

al lavoro, siamo in procinto di andare a casa con l'intenzione di avere una cena sana con la nostra famiglia, mettere i bimbi a letto per poi leggere loro una storia, parlare con il nostro partner, andare a letto entro una certa ora, e svegliarci la mattina abbastanza freschi per poterci allenare prima di andare al lavoro.

Ma quella sera, poco prima di lasciare l'ufficio, ci viene chiesto dai "piani alti" di unirci a loro e ad alcuni clienti importanti per festeggiare *con qualche bicchiere* la chiusura di un grosso accordo. In quel momento la nostra scelta non è più binaria. Andare al bar ci porterebbe più vicini alla promozione (obiettivo B) ma probabilmente più lontano dal perdere grasso corporeo (obiettivo A), poiché difficilmente la mattina successiva saremmo in grado di svegliarci presto per allenarci. La decisione di andare al bar sarebbe anche contro le priorità 1 e 2. Sicuramente una opzione sarebbe quella di andare al bar per bere solamente un drink, e magari riuscirci usando le strategie viste nel capitolo 5, specialmente con l'uso del Night Saver. In questo modo riusciremo a soddisfare, almeno in parte, le aspettative di chi ci ha invitato (e avvicinarci all'obiettivo B), limitando gli effetti di alcool e zuccheri (quindi avvicinandoci a obiettivo A, o almeno a non farcene allontanare). Ad ogni modo, non rincaseremo in tempo per mettere a letto i nostri figli, e forse riusciremo a parlare con il nostro partner. In questo caso, una decisione relativa ad un obiettivo sulla nostra carriera, è in conflitto con un obiettivo relativo alla forma fisica e con due priorità relative alla vita privata. Pertanto è molto difficile.

Ecco perché è essenziale preservare il più possibile lo spazio mentale (come visto nel capitolo 1), per riuscire a tenere una vivacità mentale, in modo tale da prendere le decisioni più giuste (o meno dannose), anziché reagire impulsivamente come spesso capita quando ci sentiamo sovraccarichi. Una volta identificati obiettivi e priorità, occorre essere pronti ad affrontare la pressione delle molteplici decisioni da prendere imposte durante una giornata frenetica.

• • •

Ho notato che i clienti che riescono ad ottenere e mantenere i risultati prefissati sono quelli che sono preparati al meglio per gestire le varie forme di Resistenza. In generale, possiamo affermare che spesso aiuta anche solo essere a conoscenza del fatto che certe forme di Resistenza si manifesteranno inevitabilmente durante il processo di Cambiamento. Ad ogni modo, affidarsi solo alla consapevolezza e a qualche accenno di pianificazione non è sufficiente. C'è bisogno di uno strumento più efficace, uno strumento che io chiamo *pianificare in avanti*.

## La struttura del pianificare in avanti

1) **Definizione dell'obiettivo**. L'obiettivo deve essere chiaramente definito.

2) **Scadenza.** La scadenza prefissata per raggiungere l'obiettivo deve essere realistica.

3) **Problemi e soluzioni.** Identifica i fattori che potrebbero interferire in negativo durante il tentativo di raggiungere il tuo obiettivo. Una volta identificati

i possibili problemi, il passo successivo è trovare ogni possibile soluzione (se esiste) per ogni problema identificato.

**4) Action steps.** Fai una lista di cose-da-fare (action steps) basata su obiettivi, problemi e soluzioni.

**5) Meccanismi di controllo.** Misura, registra e definisci piccoli obiettivi a breve termine che ti porteranno al principale obiettivo a lungo termine.

**6) Responsabilità.** Sii responsabile (congruente con l'impegno assunto) con ogni singolo action step della lista cose-da-fare.



Tutto questo è abbastanza intuitivo. In poche parole, questo è un modo di pianificare procedendo *in avanti,* quindi dalla definizione dell'obiettivo verso la responsabilità. Ma è interessante che quando si tratta di cambiare le abitudini relative ad attività fisica e nutrizione, la maggior parte delle persone procede andando all'indietro. Quindi molti provano ad essere **responsabili (6)** senza però essere in grado di tenere nessun **controllo (5)** su degli **action steps (4)** che non sono stati definiti e non sono basati su **soluzioni a problemi (3)** precedentemente identificati. Inoltre, a causa di una **scadenza (2)** non realistica, si avverte un senso di ansia nel provare a raggiungere un obiettivo che non è stato chiaramente **definito (1)**. A causa di tutto questo, non deve sorprendere che la maggior parte dei buoni propositi riguardo il fitness e la salute, fatta la prima settimana dell'anno nuovo, sia infranta prima ancora che arrivi febbraio. Molto spesso chi fa buoni propositi, ma non li mantiene, non pecca di forza di volontà, bensì non pianifica correttamente *in avanti*. Per esempio, il pianificare solamente di comprare un po' di cibo salutare per una settimana o due, e nel frattempo scaricare qualche tabella di allenamento mettendoci tanto impegno, non è sufficiente. Ciò che manca qui è una serie di analisi dei fattori frenanti (o bloccanti) implicati durante i nostri tentativi precedenti, e una valutazione realistica di che cosa si potrebbe fare a proposito di questi fattori.

È vero che:

Un obiettivo senza un piano d'azione è soltanto un desiderio.

Se fallisci nel pianificare, pianifichi di fallire.

Il pianificare deve incominciare dalla definizione dell'obiettivo per poi procedere verso la responsabilità, e non viceversa. Ora, vediamo come pianificare con razionalità ed efficacia per ottenere successo.

## 1. Definizione dell'obiettivo

È fondamentale definire chiaramente l'obiettivo, perché più c'è chiarezza sulla ragione per la quale si sta cercando di ottenere quell'obiettivo, più forte sarà la motivazione durate i momenti difficili. Che l'obiettivo sia riuscire a correre la mezza maratona o perdere centimetri nel giro vita, bisogna chiarificare con se stessi il perché lo si voglia fare. Per apparire più in forma per la prossima vacanza in spiaggia? Per sentirsi più sicuri di sé nel presentare un progetto di lavoro davanti ad un centinaio di persone? Per provare ad essere il più in forma possibile quando si compiranno i settant'anni?

Una volta che l'obiettivo è stato esplicitamente definito, adesso si deve aumentarne ulteriormente la chiarezza attraverso la tecnica della visualizzazione. *Visualizzare* (o immaginare) se stessi una volta che l'obiettivo è stato raggiunto. Per poi chiedersi: cosa significherebbe per me l'ottenimento di questo obiettivo? Cosa vorrebbe dire per le persone che mi circondano? Come mi sentirei nel caso vincessi la mia sfida?

Occorre cercare di capire come ci sentiremmo nel caso raggiungessimo il nostro obiettivo, quindi il successo finale. Ci potremmo sentire felici e pieni di gioia, oppure ansiosi e vuoti. E queste ultime sensazioni sono molto comuni quando, nonostante un obiettivo pubblicità sia stato chiaramente definito, in realtà non ci interessa raggiungerlo.

La pressione sociale sull'apparire in un certo modo influisce sulla scelta del nostro obiettivo. Forse ciò che ci sta motivando è causato dalla pressione sociale delle copertine dei giornali di fitness o dalla aggressiva pubblicità di palestre e integratori, e non c'è dubbio che questo tipo di motivazione *estrinseca* perderà forza durante i momenti difficili. Provare ad ottenere un obiettivo che non è personalmente importante è uno spreco di tempo prezioso, consuma tanta energia e spesso è causa di un'ansia non necessaria e sicuramente evitabile. Ecco perché attraverso l'uso della visualizzazione si può capire se veramente si è interessati ad ottenere quell'obiettivo specifico. Per quale ragione lo si sta facendo? È per motivi estetici? È per se stessi o per il proprio partner o per i propri amici? È per ragioni di salute? È per essere in grado di giocare con i propri figli, camminare al lavoro, senza sentirsi affaticati dopo una seppur leggera attività fisica? Più la visualizzazione è specifica e dettagliata e più autentiche saranno le sensazioni che si proveranno quando immaginiamo noi stessi nell'avere ottenuto l'obiettivo. Durante questo processo di ottenimento dell'obiettivo, il modo in cui ci sentiremo sarà fondamentale per tenere forte e costante la nostra motivazione. Soprattutto attraversando i momenti difficili perché, ricorda, quei momenti arrivano per tutti.

*'Voglio perdere 6kg di grasso corporeo per la prossima vacanza con la famiglia. Mi vedo sulla spiaggia, con un girovita più fine, un addome più tonico, braccia più definite. Sto sorridendo, riesco a giocare con i miei figli senza affanno, faccio foto con il mio partner senza sentirmi in imbarazzo. Non vedo l'ora di incominciare!'*

## 2. Scadenza

Qualsiasi sia l'obiettivo che desideri ottenere, dichiara con fermezza entro quando vuoi ottenerlo. Definisci una scadenza realistica. L'obiettivo deve essere ottenibile entro una data specifica, data che non deve essere né troppo vicina né troppo lontana. Chiedo sempre ai miei clienti, all'inizio di ogni sessione: *"Ricordami qual è la prossima data nel calendario."* per tenere costantemente chiaro nella loro mente, e nella mia, cosa stiamo cercando di ottenere, ed entro quando. La nostra mente funziona meglio con scadenze chiare perché tengono alta sia la motivazione che l'ispirazione. Ma la data che fissiamo nel calendario per ottenere il nostro goal, deve essere realistica, poiché la motivazione, e la capacità di tenerci forti con le nostre decisioni, sarà influenzata da quanto vicino o lontano percepiamo quella data. Se sentiamo che la data è troppo lontana, allora è facile rilassarsi troppo e perdere intensità nella motivazione. Se sentiamo che la data è troppo vicina, l'ansia aumenta, un certo dialogo interiore negativo incomincia, lo spazio mentale si sovraffolla, la procrastinazione e le scelte sbagliate relative al mangiare cibo comfort hanno più probabilità di capitare. In generale, il modo in cui percepiamo quel divario tra ciò che abbiamo e ciò che vorremmo (a cui stiamo puntando), e anche come percepiamo l'impegno che prevediamo di metterci, provocherà una forma di stress. Questo stress può essere sia un eccitamento positivo o, al contrario, un'ansia negativa. Quando questa forma di stress è abbastanza per tenerci costanti con le nostre azioni allora è un eccitamento positivo, ma, quando questa forma di stress è eccessiva, allora l'ansia si attiva facendoci sentire sopraffatti e più propensi ad arrenderci e smettere di provare.

Ora, controlla la tua agenda e cerca le date a cui puntare. Questo potrebbe essere un discorso in pubblico, un colloquio di lavoro, una cena importante, una riunione tra vecchi compagni di scuola o una corsa per beneficienza. L'evento non deve essere per forza focalizzato sull'apparenza estetica o sulla performance, bensì potrebbe semplicemente essere focalizzato sul modo in cui ti vorresti sentire. Avere una lista di date da puntare aiuta la mente a rispettarle con più facilità. Una volta che l'obiettivo è chiaramente definito e visualizzato nella tua mente, e hai deciso con fermezza di ottenerlo, occorre definirne la scadenza. Assumiamo che hai una vacanza con la famiglia *tra tre mesi*. Quella è la tua scadenza. Se cercherai di ottenere un radicale cambiamento troppo in fretta, ti ritroverai a combattere contro una moltitudine di fortissime resistenze. Ricorda:

piccoli cambiamenti entro una scadenza realistica sono facili da ottenere, si fissano più profondamente nella vita quotidiana e durano più a lungo.

## 3. Problemi e soluzioni

Per definizione, un obiettivo è uno stato delle cose in cui non siamo ancora arrivati al momento attuale. È fondamentale identificare e scrivere una lista di quei fattori che potrebbero essere d'ostacolo durante il percorso dallo stato attuale verso il desiderato stato finale (obiettivo). Durante la mia esperienza con i migliori esperti della loro professione e con uno stile di vita pieno di impegni, ho osservato, e preso nota, dei fattori che interferiscono con la loro produttività giornaliera. Alcuni di questi fattori sono comuni a tutti loro, come: uno spazio mentale sovraccarico, l'assenza di una routine, multipli eventi sociali, desiderare cibi comfort ricchi di zuccheri e bassa qualità del dormire. Poi ci sono fattori che sono più soggettivi per ogni individuo, come allergie alimentari, condizioni di salute particolari concernenti loro stessi o di qualche loro caro. Idealmente, occorre identificare ogni problema che è strettamente soggettivo e, qualora sia possibile, trovare una soluzione per ogni problema.

## 4. Action steps

Una volta che l'obiettivo è chiaramente definito, si ha una data specifica entro la quale lo si vuole ottenere e si è riconosciuto cosa potrebbe essere di ostacolo durante il percorso, ora occorre trovare del tempo per identificare quelle azioni necessarie da compiere una dopo l'altra per ottenere l'obiettivo stesso. Per esempio, se i nostri colleghi al lavoro portano ogni giorno cibi pieni di zuccheri aggiunti come croissants e torte che proprio non riusciamo ad evitare di mangiare (**problema**), dobbiamo organizzarci per portare con noi degli snack più sani, per esempio della frutta fresca (**soluzione**). Una volta che si è identificata la soluzione allora gli action steps potrebbero essere:

**Action step 1:** aggiorna la tua lista della spesa settimanale per portare frutta con te da casa.

**Action step 2:** alzarsi prima per avere tempo di comprare della frutta sulla via del lavoro.

## 5. Meccanismi di controllo

I meccanismi di controllo sono strumenti che ci fanno sapere a quale punto del piano siamo. Sapere in tempo reale se siamo sull'obiettivo o meno è fondamentale, non solo per tenere alta la motivazione, ma anche per essere in grado di apportare modifiche, qualora sia necessario, per aumentare le probabilità di raggiungere l'obiettivo finale. Ricorda: i meccanismi di controllo non si affidano alle sensazioni.

Ho notato come uno degli errori comuni che le persone fanno spesso sia quello di affidarsi alle proprie sensazioni per determinare se si stanno ottenendo risultati o meno. Di sicuro ha più senso controllare il proprio conto corrente bancario personale, o quello della azienda che si gestisce, anziché affidarsi solo al: *"Sento* che sto facendo (o perdendo) danaro". Allo stesso modo non ha senso affidarsi solo al: *"Sento* che ho perso un po' di grasso addominale negli ultimi tre giorni", perché spesso non *è* accaduto. Può essere dovuto semplicemente a occasionale deidratazione, o all'avere meno gas intestinale del normale, o semplicemente solo al sentirsi meglio per qualche motivo, e quindi e ci si vede diversi allo specchio. Le sensazioni sono fuorvianti e ingannevoli, dal momento in cui cambiano durante il corso della giornata a seconda di tanti fattori; pertanto le sensazioni possono portare a supposizioni sbagliate. Ricorda: se non misuri, non sai cosa sta accadendo. E se non sai cosa sta accadendo, non puoi apportare le giuste correzioni.

I meccanismi di controllo sono espressi da numeri come i centimetri del giro vita, i chilogrammi del peso corporeo, i chilometri percorsi in bicicletta, la quantità degli allenamenti settimanali, il deficit delle calorie giornaliere e/o settimanali, giusto per elencarne alcuni. Solo quando abbiamo la possibilità di vedere *numeri su carta* allora possiamo sapere con certezza cosa sta succedendo, cioè se siamo proiettati sull'obiettivo o no. Qualora i numeri dicano che non siamo sull'obiettivo, allora possiamo apportare modifiche e correzioni al piano di allenamenti e alla dieta, mantenendo così il controllo sul processo e incrementando le nostre probabilità di successo. Inoltre, quando sappiamo con certezza di essere sull'obiettivo grazie ai numeri su carta (o alle misure precedentemente effettuate), ci sentiamo molto più ispirati e motivati a continuare ad ottenere più risultati. Questo ha un effetto psicologico positivo potentissimo sulla percezione dell'impegno che mettiamo giorno dopo giorno per allenarci con costanza e mangiare correttamente. Questo processo può essere visualizzato tramite l'equazione:

**Valore della Percezione = Ricompensa − Impegno**

In questa equazione, la *ricompensa* è il risultato finale che una persona desidera in una specifica situazione (un qualcosa che si vuole avere, fare o diventare) e l'*impegno* è il costo (psicologico, emozionale e fisico) e il tempo necessario. Quando vediamo risultati mentre proviamo ad ottenere qualcosa, allora percepiamo che la nostra ricompensa aumenta mentre percepiamo che l'impegno necessario ad ottenerla diminuisce. E così la nostra percezione verso il costo necessario per ottenere quel qualcosa cambia, sentiamo sempre di più che ne vale la pena. Ecco perché ad un certo punto incominciamo a percepire qualcosa che in passato era difficoltoso (o noioso) come più facile (e divertente) da fare. Esempi comuni di ricompense che cambiano la percezione dell'impegno sono: incrementare la distanza percorsa correndo ogni settimana, o migliorare il proprio record personale allo squat, piuttosto che gli stacchi da terra settimana dopo settimana. Vedere *risultati su carta* aiuta a mantenere la concentrazione e aumenta la fiducia nel piano prefissato. Dopo tanti anni di esperienza ho identificato i più efficaci meccanismi di controllo:

**1. Misurare e registrare**. Tenere traccia dei dati biometrici, sessioni di allenamento e pasti è incredibilmente efficace per tenere alta la motivazione. Quando si tiene traccia di tutto questo e si vedono risultati su carta, è più facile sentirsi motivati e ispirati a continuare.

> **Dati Biometrici:** peso corporeo, centimetri del girovita/braccia/gambe, percentuale di grasso corporeo, percentuale di massa magra. È importante misurare e registrare ogni settimana, poiché avere questi dati a disposizione e poterli tenere sott'occhio incrementa drasticamente il senso di controllo su ciò che sta accadendo in tempo reale.

- **Numero delle sessioni per settimana:** con note sulla performance (pesi, chilometraggio per corsa/bicicletta/nuoto).
- **Diario nutrizionale:** usa un'apposita applicazione per smartphone per registrare le calorie giornaliere che introduci con il cibo. In questo modo terrai il controllo non solo sulla singola giornata, ma anche sulla settimana e sul mese. Queste applicazioni sono utili anche per tenere il controllo sulle percentuali di macronutrienti e micronutrienti.

## 2. Dividere macro-goals a lungo termine in micro-goals a breve termine.

Scomporre l'obiettivo finale in obiettivi più piccoli e più facili da ottenere, uno dopo l'altro in maniera sequenziale.

- Se il tuo macro-goal (obiettivo finale) è perdere 6kg di grasso corporeo in 3 mesi, allora i tuoi micro-goals (obiettivi più piccoli) sarebbero perdere 2kg al mese, quindi 500 grammi alla settimana. In questo modo, nel caso in cui tu non stessi ottenendo gli obiettivi più piccoli (- 500 grammi di grasso corporeo alla settimana) vorrebbe dire che tu non sei sull'obiettivo, e quindi saresti in grado di apportare modifiche sui tuoi allenamenti e/o dieta. Qualora invece tu fossi perfettamente sull'obiettivo finale (quindi centrando i micro-goals in sequenza) la tua motivazione si nutrirebbe di quelle piccole ma importanti vittorie, rafforzando il tuo entusiasmo.

## 3. Essere in credito con il numero dei tuoi allenamenti.

È meglio essere leggermente davanti rispetto al

proprio target, che essere indietro e avere quella sensazione costante di dover inseguire.

▶ Per esempio, se hai pianificato di fare due allenamenti per la forza alla settimana (lunedì/giovedì), una sessione di condizionamento (martedì) e una sessione cardiovascolare leggera (sabato), per un totale di 4 sessioni alla settimana, 16 sessioni al mese, quindi 48 sessioni, su un lasso di tempo di tre mesi, che hai prima della tua vacanza per perdere 6kg di grasso corporeo. Considerando che il tuo target settimanale è di quattro sessioni, nel caso in cui tu riesca a fare solo due sessioni nel corso della prima settimana, allora dovresti compensare con sei sessioni durante la settimana successiva per rimanere sull'obiettivo.



Il fatto di sapere di *essere indietro* e *dover inseguire*, è fonte di ansia per certe persone. Quindi, durante la prima settimana del mese dovresti cercare di fare cinque sessioni di allenamento, così sarai già una sessione *avanti*. Sapere che sei *in credito*, aumenterà la tua motivazione e ti terrà emozionalmente e mentalmente più forte. Questo è ciò che negli USA, Regno Unito e Australia chiamano "momentum". È uno stato delle cose in cui ci si sente come spinti da forze positive, un *momento* in cui tutto è al proprio posto, funziona e c'è bisogno di poche forze mentali, emozionali e fisiche per sostenerlo. Al contrario, quando si rompe il "momentum" poi tutto sembra più complicato e faticoso. Essere in credito con le sessioni aiuta ad incominciare (e tenere) quel *momento,* perché è motivante e calmante. Per esempio, quando non sei in grado di compiere alcuni allenamenti a causa di una settimana difficile al lavoro o per motivi di salute, il sapere che sei comunque sul pezzo perché hai fatto molto bene nelle settimane precedenti, ottenendo un credito sugli allenamenti, ti fa sentire che presto riprenderai da dove avevi interrotto (con entusiasmo!) anziché farti sentire come se dovessi rincominciare da capo (con ansia…). La chiave adesso è essere il più in forma e in salute possibile, così, se qualcosa succede, sei in una posizione migliore per gestire qualsiasi cosa dovesse capitare. Sapere di essere *avanti* aumenta il senso di controllo e aiuta a tenere alti la motivazione e il momentum.

## 6. Responsabilità

Dopo che abbiamo definito con chiarezza un obiettivo, determinata una scadenza realistica, riconosciuto tutti i possibili problemi, trovato le possibili soluzioni, fatta una lista degli action steps e dei meccanismi di controllo, è ora di pensare a come essere *responsabili*. Questo vuol dire rispettare ciò che si è deciso di fare, o anche costringersi in qualche modo a fare ciò che si aveva pianificato

Sono convinto che per la maggior parte la responsabilità abbia una componente genetica, e quindi che sia una qualità innata. Negli anni ho notato che le persone di successo riescono ad essere responsabili per ciò che hanno pianificato, nonostante una vita piena di impegni. Questi individui in qualche modo *fanno ciò che hanno detto che avrebbero fatto*, inclusi gli allenamenti e il mangiare in un certo modo, a meno che gli capiti qualcosa di raro e sfortunato. Loro non agiscono basandosi su come si sentono, o sul loro dialogo interiore. Loro agiscono in base al piano. Ad ogni modo, nonostante l'essere responsabili sia una qualità genetica (che quindi dipenda dalla personalità e/o carattere che si ha sin dalla nascita) si può imparare e migliorare, attraverso delle strategie che le persone con un basso livello di responsabilità possono usare per riuscire ad essere costanti con il loro piano. Per esempio, prenotare e pagare in anticipo per delle classi di gruppo aumenta le probabilità che ci si vada. Allo stesso modo, acquistare alcune classi con un personal trainer, o impegnarsi con dei colleghi o amici affidabili (che raramente cancellano all'ultimo momento) per allenarsi insieme. Per me, personalmente, la mia responsabilità dipende in gran parte principalmente dalla mia capacità di gestire la mia agenda. Ogni volta che non mi va di allenarmi e non riesco a motivarmi, controllo la mia agenda e spesso realizzo che non avrò tempo per allenarmi per uno o due giorni successivi. Molto spesso, se non sempre, questo mi spinge ad allenarmi, magari anche solo per mezz'ora.



● ● ●

Incominciare un cambiamento troppo radicale e veloce sul modo in cui si gestisce la propria attività fisica e le proprie abitudini del mangiare, e impegnarsi con un nuovo regime di allenamenti e nutrizione affidandosi all'uso della preziosa forza di volontà, vuol dire mettere responsabilità prima degli altri stadi. Sfortunatamente, questo è ciò che molte persone, non importa quanto intelligenti e determinate esse siano, usano con allenamenti e dieta. Ma è estremamente difficile, se non addirittura impossibile, riuscire ad essere **responsabili (6)** senza usare **meccanismi di controllo (5)** su **action steps (4)** che non sono basati su **soluzioni a problemi (3)** che non sono stati identificati. A causa di una **scadenza (2)** non realistica si crea un senso generale di ansia nel cercare di ottenere un **obiettivo (1)** che non è chiaramente definito. Procedere da 6 a 1 aumenta le molteplici forme di resistenza viste in questo capitolo, richiedendo più impegno, più spazio mentale e più tempo prezioso. Al contrario, quando si segue il modo di pianificare nell'ordine corretto, da 1 a 6, si aumenta drasticamente la probabilità di ottenere risultati, in concomitanza con il sentirsi maggiormente in controllo con la propria vita, quindi più motivati e sicuri di se stessi. Si prova allora un senso di progressione quasi inarrestabile verso il successo, che spingerà anche più fortemente verso risultati positivi che dureranno nel tempo.

Il creare e usare un solido piano d'azione aumenta motivazione ed entusiasmo, mentre allontana ambiguità, incertezza, dubbi, ansia e riduce le varie forme di resistenza al cambiamento. Mentre un piano può essere rivisto e modificato, l'assenza totale di un piano esclude ogni controllo su ciò che sta accadendo e può vanificare l'uso efficiente del poco tempo prezioso a disposizione, riducendo pertanto la probabilità di ottenere risultati che durano nel tempo. Al contrario, quando da dati e misure si nota che non si sta migliorando, si ha più possibilità di capirne le cause, magari chiedendo ad un professionista del settore o ad amici con esperienza. Solo quando si misura e si "tocca con mano" cosa sta succedendo si è in grado di correggere gli action steps del processo di cambiamento.

Se non lo si può misurare, non lo si può correggere. E solo ciò che viene misurato può essere gestito. Non ci si può affidare a come ci si sente nel determinare se un piano sta funzionando o no. Le sensazioni possono essere ingannevoli. Sapere cosa sta succedendo in tempo reale, e sapere cosa fare per correggere eventuali imprevisti, è altamente motivante. Quando siamo in grado di misurare i risultati ottenuti, anche minimi, allora ci sentiamo come spinti da una forza potentissima, il *momentum*, che ci rende ancora più ispirati e motivati.

# 7

# SOLUZIONI A PROBLEMI COMUNI

Ora vediamo le soluzioni che suggerisco, con i loro action steps, ai dieci problemi più comuni che ho notato che le persone piene di impegni devono affrontare ogni giorno durante i loro tentativi per mettersi (e rimanere) in forma mentre gestiscono priorità e obbiettivi giornalieri che a volte contrastano e competono tra loro.

## Problema 1

Non avete un piano di allenamento, quindi andate in palestra e fate qualche esercizio o una classe di fitness in base a come vi sentite. Il non dare uno stimolo costante e regolare al vostro corpo causa una resistenza al cambiamento sotto forma di fatica, dolori muscolari e articolari (resistenza fisiologica). Quando non si ha un programma di allenamenti (per esempio quando si va in palestra senza avere un'idea di cosa fare), aumenta le probabilità che la motivazione declini soprattutto in quei giorni in cui lo spazio mentale è sovraffollato (resistenza comportamentale/psicologica).

**Soluzione:** Selezionate il giusto piano di allenamenti che funziona per voi (per esempio focalizzato su sessioni di tipo cardiovascolare, condizionamento metabolico, allenamento della forza, boxing, etc.) e mettete su un robusto piano settimanale.

**Action step:** Ricercate (il web, libri specifici, o chiedete ad un professionista del settore nella palestra vicino casa) e trovate i migliori piani di allenamenti raccomandati per voi. Una volta decidete anche quale piano di allenamenti seguire, scrivete il piano settimanale con giorni e orari degli allenamenti. Per esempio: due sessioni di allenamento di resistenza alla forza (lunedì/giovedì), una classe di circuito condizionante (martedì) e una sessione cardiovascolare (sabato). Portate con voi in palestra gli allenamenti di resistenza alla forza scritti nei dettagli. Avere un piano scritto rende più facile cambiare esercizi nel caso in cui la palestra sia sovraffollata, senza sprecare spazio mentale e tempo preziosi.

### Problema 2

Il vostro lavoro vi rende mentalmente troppo stanchi per allenarvi alla sera (resistenza psicologica).

**Soluzione:** Allenatevi la mattina.

**Action step:** Rendete più liscia la routine "alzarsi e andare ad allenarsi" usando ferme routine notturne: preparate il kit di allenamento, così è pronto per la mattina dopo; abbiate un piano di allenamento scritto (ad esempio su quale distanza correre/nuotare e a che velocità/frequenza, o che sessione con pesi liberi fare in palestra), così saprete cosa fare senza ulteriore sforzo mentale, andate a letto presto. Cercate di addormentarvi velocemente usando le strategie viste nel capitolo 3.

## Problema 3

Spesso ci sono conflitti tra i vostri orari di lavoro, gli impegni familiari e il piano degli allenamenti. La vostra agenda di lavoro si riempie velocemente di incontri e riunioni programmate dal vostro capo, collega o assistente. Tutti gli eventi che coinvolgono la famiglia e gli amici sembrano apparire improvvisamente dal nulla e all'ultimo minuto (resistenza provocata dalla competizione tra obiettivi e priorità).

**Soluzione:** Tenete tutti gli eventi di lavoro, sociali e familiari nel vostro diario elettronico, così come tutte le sessioni di allenamento che avete programmato di fare per la settimana.

**Action step:** Bloccate gli orari destinati agli allenamenti per la settimana successiva nel vostro calendario elettronico entro ogni venerdì sera della settimana precedente. Chiedete al vostro partner, familiari e amici di mandarvi sempre un invito attraverso l'e-mail per ogni evento sociale/familiare a cui vi vorrebbero con loro.

## Problema 4

Spesso voi mangiate in accordo a come vi *sentite*. Il non dare uno stimolo costante e regolare al vostro corpo causa una resistenza al cambiamento nell'intensa e ingiustificata fame e soprattutto desiderio per cibo comfort come biscotti e patatine (resistenza fisiologica).

**Soluzione:** Trovate il piano nutrizionale più adatto a voi, cercate di mangiare negli stessi posti e usate un percorso mentale (come visto nel capitolo 2) per mettere insieme un pasto, dovunque siate e in qualsiasi situazione.

**Action step:** Ricercate nel web, o chiedete ad un professionista del settore, per trovare il piano nutrizionale che funziona per i vostri obiettivi di salute/performance/estetica. Una volta che avete deciso che piano nutrizionale seguire, scrivete la struttura settimanale dei pasti, inclusi gli snack. Ricordate che la dieta dovrebbe sempre essere un modo di mangiare che sostenga uno stile di vita sano, per tenervi produttivi senza incrementare stress e ansia.

## Problema 5

Al termine di una giornata di lavoro siete sempre troppo stanchi per andare a fare la spesa e cucinare. Spesso mentre fate la spesa la sera tardi fate scelte sbagliate comprando cibo comfort preconfezionato e a lunga scadenza (resistenza comportamentale, resistenza ambientale).

**Soluzione:** fate la lista del cibo che vorreste mangiare durante la settimana, pasto dopo pasto (lasciate fuori dalla lista tutto ciò che state cercando di evitare) e fate la spesa il fine settimana. Nelle grandi metropoli come Londra, New York e LA sta diventando sempre più comune il fare la spesa online con consegna settimanale a domicilio: questo aiuta a risparmiare tempo prezioso.

**Action step:** Fate una lista del cibo che soddisfa il modo di mangiare sano che vorreste seguire con costanza.

## Problema 6

Durante la settimana lavorativa desiderate cibo con zucchero, principalmente tra le 3 e le 4 del pomeriggio, e spesso questo capita mentre state seduti da ore a lavorare a qualcosa di noioso (resistenza fisiologica, resistenza comportamentale/psicologica).

**Soluzione:** Portate con voi a lavoro degli snack/spuntini salutari, ed eliminate tutti i cibi con zucchero dai cassetti della scrivania. Rimanete seduti meno tempo possibile, perché passare troppe ore su una sedia provoca desiderio per cibi zuccherini.

**Action step:** Nella lista della spesa, inserite degli snack salutari da portare a lavoro durante la settimana. State seduti il meno possibile, continuate a muovervi durante la giornata.

## Problema 7

Un'ora dopo cena, non importa quanto avete mangiato, desiderate spesso qualcosa di dolce e spesso non riuscite a resistere e quindi mangiate qualcosa di zuccherino che trovate nella cucina (resistenza psicologica/comportamentale, resistenza ambientale).

**Soluzione:** Usate la tecnica WWH come abbiamo visto nel capitolo 4, per capire se i vostri desideri per lo zucchero siano causati da stress, ansia, noia o qualche altra emozione.

**Action step:** Eliminate dalle mensole e dagli armadietti della cucina ogni cibo contenente zucchero aggiunto. Bevete un tè alle erbe 30 minuti dopo cena. Lavatevi i denti subito dopo. Andate a letto entro le 10 della sera per evitare quel momento in cui desiderate zucchero (a molte persone questo capita tra le 10 e le 11).

### Problema 8

Se date uno sguardo alla vostra agenda per i prossimi tre mesi, potete vedere che avrete cinque feste di compleanno e tre eventi lavorativi da attendere. Da ora siete consapevoli che vi verranno serviti cibi e bevande alcoliche che state cercando di evitare, il tutto aggravato dalla pressione sociale sul mangiare e bere che è sempre presente a questi eventi (pressione sociale, resistenza ambientale, competizione tra obiettivi e priorità).

**Soluzione:** preparatevi mentalmente e decidete quante bevande alcoliche volete bere ad ogni evento.

**Action step:** Usate le strategie descritte nel capitolo 5.

### Problema 9

Se date uno sguardo alla vostra agenda, notate che avete una certa persona (vecchia conoscenza o parente) in arrivo in città per il fine settimana. Ogni volta che vedete questa persona, specialmente a tarda sera, per qualche ragione non riuscite a dire "no, grazie" ogni volta che insiste per bere qualcosa di alcolico insieme a voi (pressione sociale, resistenza ambientale, competizione tra obiettivi e priorità).

**Soluzione:** Considerando che questa persona beve spesso a tarda sera, provate a vederla durante il giorno.

**Action step:** Mandate un messaggio a questa persona per mettervi d'accordo per vedervi per colazione o per pranzo. Mettete data e orario nell'agenda per evitare conflitti con altri eventi e allenamenti.

### Problema 10

Il vostro partner sembra non supportarvi durante i vostri tentativi di tenervi costanti con gli allenamenti e il mangiare sano (resistenza comportamentale/psicologica).

Questo capita molto spesso e per diverse ragioni. La più comune è la mancanza di chiarezza e comunicazione (negli anni ho notato come l'avere un partner *collaborativo* rende il processo verso l'obiettivo molto più semplice, mentre l'avere un partner *non collaborativo* rallenta e ostacola il processo).

**Soluzione:** Parlate con il vostro partner: definite chiaramente il vostro obbiettivo, le vostre ragioni e chiedete più sostegno.

**Action step:** Avere chiarezza nella vostra mente aiuterà a trovare le parole migliori per spiegare obbiettivi e intenzioni con il vostro partner. Rispondete alle seguenti domande per prepararvi ad affrontare quella difficile conversazione. Siete sicuri che il vostro partner sia a conoscenza di quanto importante sia questo obbiettivo per voi? Siete stati coerenti/costanti con le vostre azioni o avete mandato segnali confondenti e contradditori? Questo improvviso tentativo di cambiamento potrebbe avere confuso il vostro partner? In che modo l'ottenimento del risultato potrebbe cambiare la vostra relazione di coppia?

# CONCLUSIONI

I ritmi veloci della vita moderna mettono tantissima pressione su mente e corpo di quegli individui che vogliono avere successo con il loro lavoro, essere presenti per le loro famiglie e amici, ed essere in una buona forma fisica. La maratona giornaliera tra scadenze, responsabilità, tragitti, commissioni, cose da fare ed eventi, può: incrementare il carico generale di stress e ansia, danneggiare la qualità del dormire, portare a procrastinare e a desiderare compulsivamente cibo comfort.

Durante la mia esperienza pluriventennale come personal trainer e coach della produttività giornaliera per persone indaffarate e di successo, ho dovuto creare e sviluppare strumenti e strategie per ridurre l'effetto dannoso che i loro stili di vita esigenti e faticosi hanno sul loro piano di allenamenti, sulla dieta e sulle loro energie.

Come potete evitare che la vostra forza di volontà non venga indebolita dalla fatica decisionale durante la giornata? Cosa fate per assicurarvi che il vostro prezioso tempo a disposizione per allenarvi non vada sprecato a causa di un calo di motivazione? Cosa fate per riuscire ad alzarvi presto in una mattina fredda per andare a correre? Come vi mantenete responsabili (costanti) nell'andare in palestra dopo una lunga e intensa giornata di lavoro? Come potete ridurre le probabilità di bere troppo alcol ad una festa di amici o ad un evento di lavoro? Come riuscite ad evitare di mangiare cibo comfort quando vi sentite sotto pressione? Come tenete una sufficiente qualità del dormire nonostante le poche ore a disposizione?

Per tutto questo è fondamentale rimanere mentalmente, emozionalmente e fisicamente forti (Strong) durante una giornata frenetica. Per tenersi mentalmente, emozionalmente e fisicamente forti:

## 1. Tenete spazio mentale disponibile per ridurre il procrastinare e il desiderare cibo comfort

- Tenete la mente in ordine.
- Fate in modo che l'ambiente circostante sia di supporto, non di ostacolo.
- Tenete sotto controllo la vostra agenda.

## 2. Riducete la fatica decisionale per salvaguardare la forza di volontà

- Create e usate con costanza delle routine mattutine, giornaliere e notturne.
- Eliminate quelle routine malsane che vi stanno frenando.

## 3. Curate la qualità del dormire per tenere mente e corpo in salute

- Usate la respirazione cosciente.
- Tenete mindfulness e compartimentalizzazione mentre procedete con tutte le cose da fare durante la giornata.
- Rendete ottimale per il dormire la stanza da letto.

## 4. Tenete l'apparato digestivo in salute per un benessere psicofisico ottimale

- Nutrite i microbi buoni dell'apparato digerente, fate "morire di fame" i microbi cattivi.
- Identificate ed evitate quei cibi a cui siete intolleranti e sensibili (nel caso ne abbiate).
- Riducete gli effetti della fame emozionale usando la tecnica WWH.

## 5. Preparatevi a gestire ogni evento sociale per evitare di mangiare e bere troppo

- Pianificate cosa e quando volete mangiare e bere.
- Usate strategie specifiche per gestire la pressione sociale, e attenetevi al piano.

## 6. Usate pianificare in avanti per spingervi con forza verso i vostri obbiettivi (incontrando meno Resistenza possibile)

- Procedete "in avanti" da *definizione dell'obiettivo* fino a *responsabilità*, e non viceversa
- Decidete una *scadenza* realistica

- Identificate tutti i possibili *problemi* e trovate più *soluzioni* (se esistono) per ogni problema
- Fate una lista di azioni da compiere (action steps) e siate responsabili per ognuna.
- Mantenete il controllo tramite il misurare, il registrare e il creare obiettivi a breve termine e obiettivi a lungo termine.

Ricordate che quando fate piccoli, ma positivi cambiamenti, questi provocheranno solo una piccola resistenza, cosicché queste nuove sane abitudini avranno più probabilità di ingranarsi nella vostra vita quotidiana con minor sforzo ma con risultati maggiori.

Spero che questo libro vi abbia fornito degli strumenti utili che abbiate già incominciato a implementare, passo dopo passo, nelle vostre giornate ricche di impegni.

# ALLENAMENTI BREVI

In STRONG ho cercato di darvi degli strumenti efficaci per potenziare il vostro attuale piano di allenamento. Questo significa riuscire ad allenarsi, nonostante le nostre settimane siano sempre indaffarate e ricche di impegni, e allo stesso tempo evitare di procrastinare, perdendo inevitabilmente del tempo prezioso. Oltretutto, questo ci porterà ad essere fortemente ispirati ad allenarci ogni volta che si ha inaspettatamente del tempo libero, ad esempio quando viene cancellato un impegno dalla nostra agenda. Molto spesso questi allenamenti dell'ultimo minuto devono essere brevi, in modo tale che possano incastrarsi facilmente nel corso della nostra giornata.

Gli allenamenti brevi rendono più facile riuscire a tenersi *avanti* con il target degli allenamenti mensili. Come abbiamo visto nel capitolo 6, tenersi *in credito e non in debito* con gli allenamenti è la chiave per compensare quei giorni / settimane in cui sarete impossibilitati ad allenarvi vuoi perché gli impegni di lavoro e/o di famiglia non ve lo consentiranno, vuoi per via di una malattia (che vi terrà a casa). Inevitabilmente, quei giorni / settimane capiteranno.

Esistono tanti ottimi libri, siti internet e applicazioni per smartphone con allenamenti dalla durata di 15-40 minuti, i quali possono essere svolti ovunque, con o senza attrezzatura. Nonostante questo, voglio fornirvi alcuni dei miei allenamenti preferiti che i miei clienti, e me stesso, usiamo per tenerci in forma. Tutti questi brevi allenamenti sono caratterizzati da diversi aspetti

- Richiedono poco spazio mentale.
- Massimizzano il consumo di calorie durante e dopo l'allenamento, da 2 ore fino a 24 ore successive all'allenamento (dipendente da intensità e durata).
- Aumentano la capacità di sostenere discipline sportive (o ogni attività fisica) ad alta intensità.
- Fanno muovere sotto diversi piani di esecuzione, tenendo così il corpo funzionale e equilibrato.

*Importante*: incominciate sempre con un riscaldamento che può essere un mix di esercizi di stretching e flessibilità, e dedicate qualche minuto su una macchina d'allenamento cardiovascolare. Riscaldate articolazioni e muscoli, e alzate leggermente la frequenza cardiaca. Poi, durante l'allenamento, tenete la frequenza cardiaca giusta per la vostra storia medica ed esperienza di allenamento. Dopo la sessione, vi consiglio di fare defaticamento, rimanendo sdraiati per qualche minuto, seguito da un leggero stretching generale mentre vi concentrate sul respiro.

## 1) THE BASICS (20–40 minuti)

The Basics sono routine caratterizzate dalle combinazioni dei *6 movimenti di base*: squatting, bending, lunging, pushing, pulling, and twisting. Gli esercizi sono *high compound, il* che vuol dire che coinvolgono multipli muscoli e articolazioni durante l'esecuzione. Gli esercizi *high compound* non solo consumano più calorie, ma stimolano anche la produzione di quegli ormoni che sono responsabili per promuovere e mantenere tessuto muscolare, e migliorano la qualità del dormire. L'attrezzatura necessaria può essere così composta: da pesi liberi (come bilancieri, manubri, kettlebells, etc.), macchine o solamente dal vostro corpo. Lascerò il nome del tipo di esercizio volutamente in inglese per semplificarne la ricerca nel web, nel caso ne aveste bisogno. Gli esercizi sono organizzati a coppie, per esempio:

3 sets x 10 reps, 30 secondi di riposo (Rest Period o RP)
A1 Squatting exercise
A2 Pulling exercise

3x10, 30sec RP
B1 Bending exercise
B2 Pushing exercise

3x10, 30sec RP
C1 Lunging exercise
C2 Twisting exercise

## Metodo di esecuzione:

- Eseguite A1 per 10 ripetizioni, poi riposate per 30 secondi.
- Eseguite A2 per 10 ripetizioni e riposate per 30 secondi.
- Eseguite A1+A2 nuovamente per 2 volte, mentre riposate per 30 secondi dopo ogni set.
- Una volta che avete completato (A1+A2) x3, usate lo stesso metodo per la seguente coppia di esercizi B1 e B2. Quindi eseguite (B1+B2) x3 mentre riposate per 30 secondi dopo ogni set.

▶ Una volta che avete completato (B1+B2) x3, usate lo stesso metodo con l'ultima coppia di esercizi C1 e C2.

Il tempo di riposo (o di recupero) tra un esercizio e l'altro può variare a seconda dell'intensità che volete dare alla sessione d'allenamento, del peso che state usando e del tempo che avete a disposizione. Pertanto, a seconda di questi aspetti, il nostro tempo di recupero sarà diverso: 15 secondi, 30 secondi, 45 secondi o 60 secondi. In generale, ritengo che utilizzare 10 ripetizioni per set sia l'ideale per mantenere il giusto equilibrio, in modo tale che venga stimolata sia la forza che la resistenza muscolare, e allo stesso tempo riuscire a tenere bassa la probabilità di infortunarsi. Nel caso abbiate a disposizione solamente pesi che siano *troppo pesanti* per completare 10 ripetizioni, allora dovrete fare un intervallo dalle 6 alle 8 ripetizioni. Al contrario, nel caso abbiate a disposizione solo pesi che siano *troppo leggeri,* che vi consentono di eseguire troppo facilmente più di 10 ripetizioni, allora dovrete usare un intervallo tra le 12 e 15 ripetizioni.

Considerando sia l'efficacia sugli obiettivi che la salvaguardia da infortuni, gli esercizi di base che preferisco per costruire un allenamento breve sono (non in ordine di preferenza):

### A1 Esercizi di Squatting:

▶ Squats

▶ Barbell back squat

▶ Single dumbbell squat

▶ Landmine squats

▶ Jumping squat

▶ Box jump

## A2 Esercizi di Pulling:

- Pull-ups/chin-ups on a bar o gymnastic rings
- Lat-machine pull down (usando vari tipi di prese)
- Bent over row con bilanciere o manubri
- Single arm bent over row con manubrio (su panca)
- Renegade row con 2 manubri o kettle-bells
- Seated o standing pulley row
- Inverted row con TRX o gymnastic rings
- Landmine bent over row

## B1 Esercizi di Bending:

- Deadlifts con bilanciere o manubri o kettle-bells
- Deadlifts con manubri su una BOSU ball posizionata al contrario
- Single leg deadlifts con/senza dumbbell o kettle-bell
- Single leg deadlifts su una BOSU ball posizionata al contrario
- Hyperextensions alla hyperextension machine inclinata o orizzontale, con/senza peso

## B2 Esercizi di Pushing:

- Press-ups con/senza 2 manubri o 2 kettle-bells o parallele o gymnastic rings
- Horizontal o inclined bench press con bilanciere o manubri
- Floor presses con manubri
- Dips alle parallele o con gymnastic rings
- Standing or sitting shoulder presses con bilanciere o manubri o kettle-bells

### C1 Esercizi di Lunging:

- Lunges con o senza manubri o kettle-bells
- Lunges su una BOSU ball posizionata al contrario
- Walking lunges con o senza manubri o kettle-bells
- Back lunges con o senza manubri o kettle-bells
- Back lunges su una BOSU ball posizionata al contrario
- Step up on a box con o senza manubri o kettle-bells

### C2 Esercizi di Twisting:

- Cable twist (orizzontale o incominciando dal basso verso l'alto, o dall'alto verso il basso)
- Wood chop con manubrio o palla medica
- Cable archer row
- Single arm cable chest press (con rotazione busto)
- Landmine twist

Nota: quando ideate una sessione di allenamento, vi consiglio di tenerla il più contenuta possibile, il che vuol dire sia rimanere nello stesso metro quadro sia utilizzare attrezzi e macchine che siano vicini tra loro, specialmente nelle palestre affollate. Considerando quanto sopra, vediamo un esempio (considerate che la scelta del peso è puramente a scopo illustrativo):

### THE BASICS, esempio 1

*Riscaldamento*

3 sets x 10 reps, 30 seconds Rest Period (RP)
A1 Squat barbell @40kg

A2 Renegade rows con manubri @10kg


3x10, 30sec RP
B1 Deadlifts con bilanciere @50kg
B2 Dumbbells floor press @14kg


3x10, 30sec RP
C1 Lunges con manubri @4kg each
C2 Horizontal cable twist @15kg


*Defaticamento*


Una volta che avrete scritto la vostra sessione di allenamento, sarà più facile cambiare qualche esercizio nel caso la palestra fosse troppo affollata o nel caso ci sia scarsa attrezzatura utilizzabile e/o disponibile. Per esempio, nel caso lo squat rack fosse occupato o inutilizzabile, allora afferrate una panca e qualche manubrio ed eseguite:

## THE BASICS, esempio 2


*Riscaldamento*


3 sets x 10 reps, 30 seconds Rest Period (RP)
A1 Front squat con manubrio @14kg
A2 Single arm bent over row con manubrio @18kg


3x10, 30sec RP
B1 Deadlifts con manubri @20kg
B2 Chest press con manubri @16kg

3x10, 30sec RP

C1 Step ups on box (usate la panca come box)

C2 Wood chop con manubrio @6kg

*Defaticamento*

Nel caso voleste essere ancora più efficaci con il vostro tempo a disposizione, potreste decidere di ridurre il tempo di recupero (rest period) ed eseguire alcuni esercizi *low compound* (che coinvolgono pochi muscoli e articolazioni), i quali si concentrano su zone specifiche o gruppi muscolari come glutei o addominali. Questo è possibile tramite l'aggiunta di un terzo esercizio ad ogni coppia di esercizi. Come per esempio:

## THE BASICS, esempio 3

*Riscaldamento*

3x, 15 seconds Rest Period (RP)

A1 Landmine squat 10 reps @10kg

A2 Landmine bent over row 10 reps @15kg

A3 Glutes fire hydrants 20 reps (each side)

3x, 15sec RP

B1 Single leg deadlifts su una BOSU ball posizionata al contrario

B2 Standing shoulder press con manubri 10 reps @10Kg

B3 Plank 30sec

3x, 15sec RP

C1 Back lunges su una BOSU ball posizionata al contrario
  10 reps

C2 Landmine twist 20 reps

C3 Glute bridge 20 reps


*Defaticamento*


## 2) THE DOWNHILL 5-4-3-2-1 (Meno di 20 minuti)

Questo è un circuito composto da 4 esercizi *high compound* che deve essere eseguito usando due manubri. Il fatto che le ripetizioni diminuiscano set dopo set vi terrà motivati perché vedrete sempre la *linea del traguardo* all'orizzonte, e vi sentirete come se steste procedendo in discesa (downhill). Gli esercizi sono:

A1 Deadlifts con manubri

A2 Squats con manubri + shoulder press

A3 Standing row con manubri

A4 Press-ups sui manubri


## Metodo di esecuzione:

▸ Afferrate 2 manubri ed eseguite A1+A2+A3+A4 con 5 ripetizioni per ogni esercizio, senza alcun riposo.

▸ Eseguite la sequenza di esercizi A1+A2+A3+A4 con 4 ripetizioni per ogni esercizio, senza alcun riposo.

▸ Eseguite la sequenza di esercizi A1+A2+A3+A4 con 3 ripetizioni per ogni esercizio, senza alcun riposo.

▸ Eseguite la sequenza di esercizi A1+A2+A3+A4 con 2 ripetizioni per ogni esercizio, senza alcun riposo.

▷ Eseguite la sequenza di esercizi A1+A2+A3+A4 con 1 ripetizione per ogni esercizio, senza alcun riposo.

▷ Finalmente, riposatevi per 1 minuto.

▷ Ripetete tutto il circuito da capo per altri 2 set.

Una versione più facile del circuito downhill prevede di eseguire lo squat senza la shoulder pressing. Altrimenti eseguire i press-ups con le mani per terra anziché sui manubri (o eseguire i press-ups con le mani sui manubri, ma tenendo le ginocchia a terra). Il circuito Downhill può essere eseguito facilmente e velocemente a casa o nella palestra di un hotel.

## 3) SPRINTING (Meno di 15 minuti)

▷ **Sprinting (scatti o allunghi) tra due punti**. Qualora vogliate eseguire gli sprint nel parco, in una strada sicura, in un campo di calcio o pallacanestro, piuttosto che in spiaggia: selezionate un punto A, camminate facendo 30 lunghi passi fino ad un punto B. Usate qualsiasi cosa visibile per marcare i due punti A e B, come una bottiglia o lo zaino. Dopodiché eseguite il primo sprint dal punto A al punto B. Tornate camminando fino al punto A. Non appena avete raggiunto il punto A, voltatevi veloci ed eseguite un secondo sprint fino al punto B. Ripetetelo 10 volte. Al termine riposate per 1 minuto. Ripetete i 10 sprint per altri 2 set tenendo 1 minuto di riposo tra i set.

- 3 sets x (10 sprints x 30 metri tra A e B).
- Tornate camminando fino ad A dopo che avete eseguito uno sprint fino a B.

• 1 minuto di riposo tra i 3 sets.

*(Potete anche eseguire gli sprint tra i 45 o i 60 metri, e usare 90 o 120 secondi come rest period)*

▶ **Treadmill push sprints.** Su un tapis roulant (spento), afferrate la sbarra di fronte a voi (solitamente dove sono posizionati i sensori per tenere la frequenza cardiaca sotto controllo), posizionate il busto leggermente in avanti e incominciate a muovere il nastro del tapis roulant usando la forza delle vostre gambe, finché non avrete una velocità di passo sufficiente da essere considerata come corsa. Non appena siete in grado di tenere una velocità di corsa decente, incominciate a contare i vostri passi fino ad eseguirne 30. Dopodiché fermatevi per 10 secondi. Ripetete gli sprint di 30 passi per altre 4 volte, riposandovi per 10 secondi ogni volta. Dopo che avete eseguito i 5 set di sprint composti da 30 passi, riposate per 1 minuto. Ripetete tutta la routine da capo per altre 2 volte.

• 3 sets x (5 sprints x 30 steps).
• 10 secondi di riposo tra gli sprint.
• 1 minuto di riposo tra i 3 set.

*(Potete aumentare il numero dei set fino a 4 o 5, e i passi degli sprint sino a 100)*

## 4) SALTARE LA CORDA (Meno di 15 minuti)

Saltare la corda ha molteplici effetti positivi come migliorare la coordinazione, il gioco di gambe e il senso del ritmo. In più è anche efficace per il tempo a disposizione, visto che *10 minuti di salto alla corda equivalgono a 20 minuti di corsa* (considerando la stessa velocità di esecuzione).

Eseguite 3 round x 2 minuti. Saltate la corda tenendo una velocità di esecuzione intorno all'80-90% della vostra velocità massima per 10 secondi, poi rallentate fino al 30-40% della vostra velocità massima per 10 secondi. Continuate ad alternare la velocità ogni 10 secondi per tutta la durata del round di 2 minuti. Riposate per 1 minuto dopo il primo round. Ripetete per almeno altri 2 round.

3 round x 2 minuti.

Saltate tenendo l'80-90% della vostra velocità massima per 10 secondi, poi saltate al 30-40% della vostra velocità massima per 10 secondi.

Continuate ad alternare le due velocità per 2 minuti.

1 minuto di riposo tra i round.

*(Potete aumentare sia il numero dei round fino a 4 o 5, sia la durata di ogni round fino a 3 minuti)*

# BIOGRAFIA AUTORE

Mi chiamo Giacomo Farci, ho più di quarant'anni e da più di 20 anni ho dato e continuo a dare consulenze riguardanti allenamento fisico, nutrizione e qualità della vita a tante persone di successo (top performers) a Londra, New York e Los Angeles.

Attraverso le conversazioni intrattenute durante le sessioni di allenamento, ho compreso profondamente le vite dei miei clienti. Nel corso degli anni, ho potuto condividere con essi emozioni, momenti di gioia e difficoltà concernenti il mondo del lavoro, come cambi di carriera, fallimenti e successi aziendali, come la costruzione di nuove imprese commerciali, sino a quelli relativi alla sfera privata e intima: come ad esempio le crisi familiari e nuove relazioni di coppia. Attraverso queste esperienze sia professionali che personali, ho potuto capire meglio i bisogni e le necessità di queste persone di successo; questo mi ha portato a sviluppare nuove ed efficaci strategie per aiutare i top performers ad ottenere il giusto equilibrio nella loro vita.

Sono nato in Sardegna, e, come molti sardi, ho il favismo, che è una forma di anemia chiamata anche deficienza dell'enzima G6PD. Per questo sono abituato alla sfida giornaliera di ottenere una vita equilibrata. Questo perché, nonostante il favismo dia una certa protezione contro la malaria, d'altra parte è una forma di anemia, dovuta ad una carenza di globuli rossi rispetto a quelli di una persona normale. Questo causa non solo una ridotta capacità di trasporto di ossigeno durante il singolo allenamento, ma anche episodi di intensa fatica ogni volta che c'è uno squilibrio tra attività fisica e tempo di recupero.

Inoltre, gli individui con il favismo sono allergici ad un tipo di legume: le fave. Anche il minimo consumo di fave può causare la rottura dei globuli rossi, chiamata crisi emolitica, con vari problemi agli organi e, in caso di soccorso medico ritardato, può sopraggiungere la morte.

A parte il fatto di essere allergico alle fave, personalmente sono sensibile a tutti i legumi, quali: piselli, fagioli, ceci, lenticchie e arachidi. Per evitare di mangiare fave e altri legumi, ho dovuto imparare sin dall'adolescenza a leggere le etichette alimentari e a chiedere quali ingredienti ci fossero nel cibo che mi veniva dato durante le gite della scuola o alle feste di amici. In quegli anni ho anche dovuto imparare come gestire le mie energie per dividerle tra la scuola e le discipline sportive, in modo tale da prevenire episodi di intensa fatica. Questa esigenza di tenermi in buona salute mi ha spinto ad educarmi ulteriormente su nutrizione, allenamento e riposo, e ha dato forma al mio stile di vita, spingendomi fino alla mia attuale carriera professionale.

Avevo 16 anni quando mi innamorai della kick-boxing. Dopo qualche anno, ero riuscito a guadagnarmi la mia cintura nera e a vincere coppe e medaglie a livello regionale e nazionale. Ma, abbastanza in fretta, la vita incominciò a complicarsi tra il seguire con successo la scuola, vedere gli amici e praticare sport.

Ho dovuto trovare delle strategie per raggiungere e mantenere alto il livello di energie mentali e fisiche, altrimenti non sarei riuscito a portare a termine tutte le attività richieste da una giornata piena di impegni. Ogni giorno mi sentivo come un giocoliere che, camminando su una corda tesa tra due paletti, provava a tenere in aria più palline, cerchietti e clavette possibili. Imparare come mantenere costante il più alto livello fisico e mentale, mi consentiva di continuare la mia vita di studente e atleta, e di gestire gli occasionali episodi di intensa fatica.

Capii abbastanza in fretta che competere ad un livello più alto, come quello europeo, mi avrebbe richiesto di raggiungere uno stato di condizione fisica che, a causa della mia anemia, sarebbe poi stato difficile da mantenere nel lungo termine. Così, quando finii le scuole superiori, smisi di competere e decisi di concentrarmi di più sugli studi per ottenere la laurea in Scienze Motorie. Volevo incrementare la mia conoscenza e comprensione su materie come: fisiologia, neurofisiologia, psicologia, biomeccanica, biochimica, anatomia e immunologia.

Durante il corso di laurea, ho avuto il privilegio di fare un'esperienza formativa come educatore fisico in una casa di riposo in un piccolo paese della Sardegna. Quell' esperienza influenzò il mio approccio come personal trainer molto più dello svolgere classi di kick-boxing per bambini, adulti e agonisti, o nel lavorare come specialista del condizionamento fisico e allenamento della forza per la Primavera di una squadra di calcio professionista.

Ricordo ancora il mio primo giorno alla casa di riposo, quando fui presentato a 20 donne e uomini con età media intorno agli 84 anni. Tutti loro inizialmente mi accolsero con un mix di sospetto e curiosità, che non mi sorprese perché molti di essi erano stati contadini e non avevano mai avuto un insegnante di educazione fisica durante la loro vita. Quando una donna di poco più di 70 anni, che ancora allora si alzava alle 5 del mattino per raccogliere patate e pomodori dall'orto, mi sfidò a braccio di ferro, in modo totalmente imbarazzante, fra tante risate non riuscì a vincere; in quell'istante capii di essere arrivato in un posto molto interessante dove avrei potuto imparare tanto. I mesi seguenti crearono alcuni dei più bei ricordi della mia vita e indirizzarono il corso della mia carriera professionale.

L'obiettivo quotidiano di questi anziani non era focalizzato sull'estetica o sulla prestazione sportiva, e neanche su come vivere il più a lungo possibile. Il loro obiettivo non solo era quello di vivere con un corpo il più possibile libero dai dolori, per essere in grado di fare lunghe passeggiate nella campagna circostante, ma anche quello di avere lucidità mentale, ed essere così in grado di gioire alle visite dei propri cari.

Era una prospettiva diversa del vivere sano che mi stimolò a ricercare ancora più in profondità i benefici dell'attività fisica focalizzata a supportare una vita lunga e gratificante. Ad oggi, secondo uno studio eseguito dal National Geographic, la Sardegna è ancora tra una delle cinque zone (chiamate "zone blu") del pianeta, con la più alta percentuale di ultracentenari. Le altre zone blu sono Okinawa in Giappone, Loma Linda in California, la penisola di Nicoya in Costa Rica e l'isola greca Icaria. Le cinque "zone blu" hanno diversi tratti in comune come il seguire una dieta *ricca* di vegetali e pesce, *bassa* di carne, *bassa* di zuccheri e farine raffinate. Questi ultracentenari hanno ancora un corpo che consente loro di muoversi e una mente lucida per sostenere uno stile di vita relativamente attivo. Alcuni di loro coltivano ancora i vegetali nel giardino, si prendono cura delle loro famiglie allargate (alcuni di loro hanno addirittura 25 nipoti) e passano tempo con i loro amici.

Ispirato dalla profonda connessione tra mente e corpo, e dall'abilità di una persona di riuscire ad ottenere una vita gratificante, con molteplici obiettivi e priorità, decisi di usare al massimo la mia laurea e di dedicarmi completamente alla carriera di personal trainer. Una volta ottenuta la laurea in Scienze Motorie, mi trasferii a Roma per lavorare per una nota catena di palestre.

Le prime settimane nella Città Eterna erano frenetiche mentre provavo ad adattarmi alle nuove dinamiche giornaliere di una nuova realtà. In particolar modo il lavoro diventò subito molto intenso mentre gettavo le basi relazionali per avere i miei primi clienti. Questo era dovuto al fatto che avevo obiettivi aziendali, settimanali e mensili, molto alti da raggiungere, relativi alla vendita e all'esecuzione di sessioni di personal training; obiettivi che evidentemente mi consentivano di tenere il lavoro. Le giornate in palestra erano molto lunghe, spesso anche di 14 ore, e il tempo per allenarmi era scarso. Ogni qualvolta che avevo 30 minuti a disposizione per allenarmi, il mio dialogo interno mi diceva: "Se non puoi eseguire una sessione di allenamento che duri tra i 60 e i 90 minuti allora lascia perdere. Allenati nel modo giusto o non allenarti".

Nonostante non stessi più competendo in nessuno sport in particolare, avevo ancora una mentalità da agonista, quindi per me era ancora una questione di *"allenati duro o resta a casa"*.

Senza accorgermene incominciai a ridurre i miei allenamenti solo a quei momenti in cui avevo più di un'ora a disposizione, e a causa di questo passarono diversi mesi senza che io riuscissi ad allenarmi come avrei voluto. Durante quei mesi continuai a mangiare più del necessario e spesso a dormire male, una combinazione che mi portò ad essere sovrappeso e costantemente stanco. Ad un certo punto, dopo circa un anno, nel tentativo disperato di spezzare (o rompere) questo circolo vizioso in cui mi ero abissato, incominciai a svolgere sessioni di allenamento di 20-30 minuti, ogni giorno. Nel giro di qualche settimana persi grasso corporeo e incrementai la forza muscolare. La fame per cibo comfort diminuì, la qualità del sonno migliorò, sentivo il corpo più energetico e la mente più lucida. Un allenamento breve al giorno era meglio di niente. Per un professionista molto occupato come me, anche un po' di allenamento quotidiano era meglio di lunghe sessioni una volta ogni tanto. Questa nuova mentalità mi aiutò a supportare il mio nuovo stile di vita, fatto di giornate in cui mi alzavo alle 5 del mattino per poter allenare il primo cliente alle 7, per poi finire con l'ultimo atleta alle 8 di sera.

Ma mentre ogni cosa a Roma stava finalmente andando bene, tutto cambiò di nuovo. All'improvviso persi tutti i miei risparmi a causa di un investimento nel campo sportivo andato terribilmente male. Avevo 30 anni ed ero completamente al verde. Dopo alcuni giorni in cui dormivo sul divano di un amico, decisi di rialzarmi e reagire. Avevo bisogno di una nuova sfida, e così, nonostante non avessi mai studiato inglese, mi trasferii a Londra. Vi risparmio i dettagli delle difficoltà che ho avuto con la lingua, con il clima e con la qualità del cibo, specialmente quando si ha un budget economico molto basso.

Nel giro di due anni avevo così tanti clienti che decisi di aprire una palestra con altri business partners. Nella City, che è il distretto finanziario di Londra, mi specializzai sempre più nell'allenamento di individui come banchieri, avvocati, produttori cinematografici e proprietari di compagnie che hanno un particolare stile di vita, caratterizzato dall'avere un lavoro altamente stressante, svariati impegni di famiglia e vita sociale piena di eventi. Tutti loro hanno un obiettivo comune, che è quello di trovare (e mantenere) il giusto equilibrio dal punto di vista professionale, emozionale e fisico, che li consenta di essere i migliori nella loro professione, essere presenti per familiari e amici e tenersi in una condizione fisica decente.

La loro sfida quotidiana è quella di ottimizzare non solo il tempo, ma anche le energie mentali e fisiche, per completare la maratona giornaliera attraverso scadenze, appuntamenti, commissioni e responsabilità. Il loro successo dipende dalla loro abilità di trovare il giusto equilibrio per riuscire a manipolare con destrezza palline, cerchietti e clavette nell'aria mentre continuano a procedere sulla corda. Nonostante loro non abbiano tanto tempo a disposizione, questi top performers sono motivati, organizzati e responsabili con i loro obiettivi. Cercano di dedicare il tempo e l'attenzione necessaria all'attività fisica e al mangiare sano. Ma, a causa del loro particolare stile di vita, tendono a soffrire quando il loro lavoro diventa troppo intenso. Vengono spesso colpiti da una stanchezza che ha alla base una scarsa quantità e/o qualità del sonno e/o il cambiamento del fuso orario. Molteplici impegni familiari complicano la situazione ancora di più con emergenze dell'ultimo minuto, o più semplicemente ci sono troppi eventi sociali da attendere che li espongono a consumare eccessiva quantità di alcool e di cibi malsani.

Non appena incominciai a lavorare con questo tipo di clienti, capii in fretta che, nonostante avessi grande esperienza in molteplici discipline sportive, conoscessi tutti gli esercizi, avessi provato tutte le diete, e potessi recitare tutte le citazioni / frasi motivazionali, non era sufficiente. Il mio vecchio approccio, che aveva sempre funzionato in passato, non era efficace con i world-class performers. Esattamente come quando avevo lavorato con gli anziani, sentii che quello era un altro momento in cui dovevo focalizzarmi su qualcosa di nuovo come life coaching; in altri termini, dovevo migliorare il mio precedente approccio per poi essere in grado di avere un impatto positivo attraverso programmi creati su misura per le vite di questi individui, attraverso strategie uniche. Questi proprietari di aziende, banchieri, avvocati, politici, attori, produttori cinematografici sono tutti individui motivati e determinati e pieni di qualità. Da loro ho imparato tante cose come ad esempio: avere una mentalità positiva, il cercare di migliorarsi ogni giorno, il pianificare e l'essere responsabili, solo per menzionare alcuni aspetti.

Per fare chiarezza, con "persone di successo" non mi riferisco alla loro posizione sociale o alla quantità di danaro che possiedono. Infatti, tra i migliori clienti che ho avuto il privilegio di aiutare, e secondo me tra quelli più "di successo", c'è una madre single che cercava di gestire e dividersi tra due lavori part-time e suo figlio con una disabilità fisica. Dopo che mi contattò e ci incontrammo, mi sentii subito incredibilmente motivato nell'aiutarla a raggiungere il suo obiettivo: voleva diventare fisicamente forte abbastanza per aiutare e muovere meglio il figlio, fargli il bagno, vestirlo, metterlo e toglierlo dalla sedia a rotelle. Non solo lei diventò più forte fisicamente, ma si sentiva anche più propensa ad incontrare i suoi amici dopo una lunga giornata.

Attraverso la mia esperienza, dando consulenza a persone che hanno raggiunto un certo successo con il loro lavoro, la loro famiglia e la loro vita sociale, non solo sono migliorato nella mia professione, ma tutta la mia vita ne ha beneficiato. Ho imparato tanto da loro, e allo stesso tempo sono fiero di aver impattato positivamente nelle loro vite. Questo attraverso il fornire loro strumenti e soluzioni unici per assisterli nel restare al massimo della loro forma.

Il mio lavoro quotidiano è quello di aiutare i miei clienti a mantenersi fisicamente, mentalmente ed emozionalmente forti (STRONG!) cosicché loro possano raggiungere i loro obiettivi, senza compromettere il loro stile di vita pieno di impegni.

*Giac*

# BIBLIOGRAFIA


**Targeting Procrastination Using Psychological Treatments: A Systematic Review and Meta-Analysis**. Alexander Rozental, Sophie Bennett, David Forsström, David D. Ebert, Roz Shafran, Gerhard Andersson and Per Carlbring. Front. Psychol. 2018.

**Pressed for time? Goal conflict shapes how time is perceived, spent, and valued**. J Etkin, I Evangelidis, J Aaker. Journal of Marketing Research, 2015

**Emotional influences on food choice: Sensory, physiological and psychological pathways**. Edward Leigh Gibson. Clinical and Health Psychology Research Centre, School of Human and Life Sciences, Roehampton University, Whitelands College. 2006.

**The necessity of Rostrolateral Prefrontal Cortex for Higher-Level Sequential Behavior**. TheresaM., Desrochers ChristopherH. Chatham, David Badre. Neuron. 2015

**Auldlangsyne: success predictors, change processes, and self-reported outcomes of New Year's resolvers and non-resolvers.** Norcross JC, Mrykalo MS, Nlagys MD, J Clin. Psychol. 2002.

**A systematic review and meta-analysis of applications of the Self-Report Habit Index to nutrition and physical activity behaviours**. Gardner B, de Bruijn GJ, Lally P. Ann Behav Med. 2011

**Deep Sleep Helps the Brain Wash Away Toxic Proteins**. Maiken Nedergaard, University of Rochester Medical Center (URMC). Science. 2013.

**A Daily Diary Study on Sleep Quality and Procrastination at Work: The Moderating Role of Trait Self-Control**. Wendelien van Eerde and Merlijn Venus. Amsterdam Business School, University of Amsterdam. Front. Psychol. 2018

**ß-Amyloid accumulation in the human brain after one night of sleep deprivation**. Ehsan Shokri-Kojori, Gene-Jack Wang, Corinde E. Wiers, Sukru B. Demiral, Min Guo, Sung Won Kim, Elsa Lindgren, Veronica Ramirez, Amna Zehra, Clara Freeman, Gregg Miller, Peter Manza, Tansha Srivastava, Susan De Santi, Dardo Tomasi, Helene Benveniste, and Nora D. Volkow. PNAS. 2018

**Circadian topology of metabolism**. Bass J (2012). Nature.
**Overview of circadian rhythms**. Vitaterna MH, Takahashi
JS, Turek FW (2001). NIAAA

**Mind-altering microorganisms: the impact of the gut
microbiota on brain and behaviour**. John F. Cryan and
Timothy G. Dinan. Laboratory of Neurogastroenterology,
Alimentary Pharmabiotic Centre, University College Cork,
Cork, Ireland. Department of Anatomy and Neuroscience,
University College Cork, Cork, Ireland. Department of
Psychiatry, University College Cork, Cork, Ireland.
Published online. 2012

**Good or bad: gut bacteria in human health and diseases**.
Hao Wang, Chuan-Xian Wei , Lu Min & Ling-Yun Zhu.
Published online. 2018